Los secretos del placer

Pierre y Marie Habert

Los secretos del placer

Traducción de Ramón Hervás

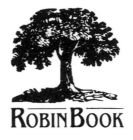

ROBINBOOK

Si usted desea que le mantengamos informado
de nuestras publicaciones, sólo tiene que remi-
tirnos su nombre y dirección, indicando qué te-
mas le interesan, y gustosamente complacere-
mos su petición.

Ediciones Robinbook
Información Bibliográfica
Aptdo. 94.085 - 08080 Barcelona

Dibujos de las posiciones: Antoine Dumond.
Fotografías: Agencia Vloo.

Título original: *Plaisirs d'Amour*.
© 1991, Solar.
© 1993, Ediciones Robinbook, SL.
    Aptdo. 94.085 - 08080 Barcelona.
Diseño cubierta: Regina Richling.
Fotografía: G & M David de Lossy (The Image Bank).
ISBN: 84-7.927-053-2.
Depósito legal: B-7.214-1993.
Impreso por Libergraf, Constitució, 19, 08014 Barcelona.

Impreso en España - *Printed in Spain*

1. Un hombre, una mujer: El encuentro, el deseo

Dos seres se encuentran... atraídos el uno hacia el otro. Es el nacimiento del amor y del deseo. Los primeros gestos amorosos, lo que ocurre en los corazones y en los cuerpos.

EL AMOR: FELICIDAD Y LÁGRIMAS

Devoción, adoración, apego, ternura, deseo. Todo esto entra en el amor, pero también la felicidad y las lágrimas. Entre las definiciones que da el diccionario, destaquemos ésta: «Inclinación hacia una persona, lo más frecuentemente con carácter pasional, basada sobre el instinto sexual pero implicando unos comportamientos variados».

Un hombre, una mujer, el encuentro... Tanto a los diecisiete años como a los sesenta, algo ocurre entre dos seres: una chispa, un deseo repentino de acercarse, de mirarse a los ojos, de tocarse... Un calor que les invade la cabeza y el cuerpo. La necesidad absoluta de conocer al otro... Es el nacimiento del amor, del gran amor, tal como lo cuentan las novelas y se ve en las películas. La felicidad ha acudido a la cita. No pueden pasar el uno sin el otro, se descubren todos los placeres, desde la tierna charla íntima a los grandes desbordamientos sexuales. Deciden unirse de por vida, sea en matrimonio o sin pasar por la vicaría.

No creemos en el amor sin comunión sexual. Sin unión sexual sólo puede existir el amor entre personas muy jóvenes o muy ancianas. «Amar es saborear en los brazos de un ser querido la cantidad de cielo que Dios puso en la carne», escribió Victor Hugo. En el cine, lo mismo que en la vida, las *love stories* empiezan siempre bien. Pero, como afirma Marcel Proust en *A la sombra de las muchachas en flor*: «La felicidad es en el amor un estado anormal». Una reflexión pesimista, es cierto, pero también realista. Porque se puede amar, adorarse... y desgarrarse. «Amarse es luchar constantemente –decía Jean Anouilh– contra millones de fuerzas ocultas que proceden de uno mismo y del mundo exterior.»

Estas fuerzas ocultas son el pan nuestro de la vida cotidiana: las preocupaciones de dinero, los problemas familiares y profesionales, los altibajos de la salud...

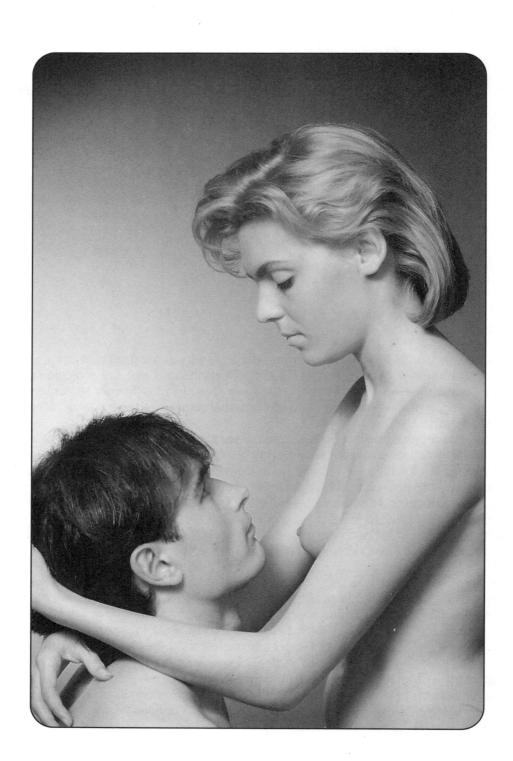

Podríamos enumerar millones de inconvenientes para seguir el pensamiento de Jean Anouilh, pero cada cual puede añadir a esta lista su propia contribución, fruto de su propia experiencia.

¿Cómo luchar contra esas fuerzas ocultas y salvaguardar el amor? Mediante una intensa complicidad en el interior de la pareja, por medio del respeto mutuo, a través de una vida sexual enriquecida incesantemente. Cuando un hombre y una mujer comparten un verdadero amor, adquieren juntos una madurez psicológica y sensual que crea el más sólido de los lazos.

«El amor es también estar siempre inquieto por el otro.» Esta frase de Marcel Achard merece nuestra atención, pues subraya que no debe ser uno egoísta, que debe uno preocuparse del bienestar, del placer del otro. Éstas deben ser las preocupaciones esenciales de la pareja.

Los bretes del amor

El amor para siempre, ¿existe? Sin duda. Y todos nosotros conocemos parejas que después de treinta años o más de matrimonio son felices de vivir juntos, felices de poder seguir teniendo el uno para el otro ternura, atenciones. De esas parejas emana un aura de felicidad tranquila, hecha de hábitos y de placeres comunes. Pero ¿han atravesado esos seres tormentas que nosotros ignoramos?

Es raro, en efecto, si no excepcional, que todo les haya ido siempre bien, como si hubieran vivido en el mejor de los mundos. Pero el mundo de hoy está lejos de ser el mejor entorno para salvaguardar el amor: las tentaciones están constantemente presentes y dejarse atrapar en ellas es moneda corriente. Evocamos, claro está, la infidelidad, a la cual consagramos todo un capítulo. Pero ¿pueden evitarse estos bretes? Sí, a condición de encarar la realidad bien de frente en cuanto se manifiesten los primeros signos de la degradación de la pareja, buscando la verdad entre los dos, esforzándose, siempre a dos, en hacer balance sobre el deseo de continuar caminando de la mano. Si este deseo existe, es que el amor sigue vivo y por lo tanto todo puede ser salvado.

Cuando el amor se expresa por correo

Las largas misivas intercambiadas por unos seres que se aman y a los cuales la distancia los separa, van derechas al corazón. La escritura es espontánea y el lazo que une a la pareja se mantiene a través de esas cartas. Algunas cartas de amor, debidas a grandes personajes de la historia y de la literatura, son modelos del género. Y aunque el don de expresar así su pasión no lo posea todo el mundo, la lectura de alguno de estos textos conmoverá a todos aquellos que experimentan el vacío de la ausencia y los sufrimientos del alejamiento.

A modo de ilustración pongamos solamente un ejemplo, el de Juliette Drouet, quien a través de cuarenta años de relación apasionada con Victor Hugo escribió al maestro más de dieciocho mil cartas.

He aquí algunas líneas extraídas de esta correspondencia:

«Te amo porque te amo, te amo porque me sería imposible no amarte. Te amo sin reflexión, sin segundos pensamientos. Te amo sin razón alguna, buena o mala. Te amo de amor, te amo de corazón, te amo del alma, te amo con todas mi facultades de amar. Créelo porque es verdad...»

«Querido adorado, hace diecinueve años, un día como hoy, tú salías de mis brazos por primera vez y por primera vez también yo experimentaba este inmenso vacío y esta profunda tristeza que siempre he experimentado desde entonces, cada vez que te separas de mí. Desde el primer día te he seguido con los ojos tan lejos como mi mirada puede, y mi alma sigue a tu alma a través del espacio. Mi Victor, mi bienamado, mi sublime adorado, te sigo queriendo como la primera vez que te vi y todo mi ser se estremece al contacto de tu mano. Me parece que estás hecho de llama, me quemas el corazón y me iluminas el alma. Te amo más de lo que puedo decirte, más que a nada en el mundo. Te amo, te amo, te amo.»

LAS RIQUEZAS SENSUALES DEL CUERPO

El descubrimiento de la femineidad

Sola en el cuarto de baño o en su habitación, emprenda el descubrimiento de su cuerpo. Olvídese del falso pudor. Usted puede y debe examinar todos los detalles, familiarizarse con su anatomía. Asegúrese de que nadie pueda importunarla y de que tiene tiempo por delante, al menos una buena media hora. Empiece por desnudarse completamente y mírese en el espejo.

Primero, de frente. ¿Cómo son sus senos? ¿Menudos? ¿Esto le desespera porque usted sueña con tener un pecho generoso, como el de algunas estrellas del cine o de la pequeña pantalla? Si es así, piense en el éxito de vedettes como Jane Birkin y Charlotte Rampling y sonría ante la satisfacción de saber que el paso del tiempo no le estropeará los senos, ante el placer de que sus trajes de baño, aun los más escotados, le quedarán siempre decentes y de que no tiene necesidad de llevar sostén, a no ser por coquetería y por el gusto de la lencería fina.

¿Sus senos son desarrollados, puntiagudos, en forma de pera o redondos como manzanas? En cualquier caso corresponden a un símbolo femenino considerado como la mayor baza de la seducción.

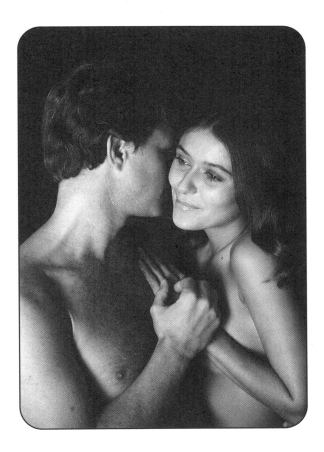

En la mujer joven, el buen aspecto de los senos se asegura mediante un perfecto equilibrio hormonal; con las maternidades y el tiempo puede producirse un debilitamiento más o menos marcado, que puede prevenirse por medio de una gimnasia apropiada, mediante el uso de unos sujetadores adaptados al volumen de los senos, por la práctica de duchas frías y por el uso frecuente de cremas especiales.

Si el examen objetivo ante el espejo le confirma que tiene usted unos senos extremadamente voluminosos y de consistencia blanda, si se siente usted «anormal» desde el punto de vista de su psiquismo y teme que su vida sexual se vea profundamente afectada, puede recurrir a la cirugía estética, practicada hoy en día en la mayoría de los hospitales y, en algunos casos, a cargo de la Seguridad Social.

Después de haberlos examinado, júzguelos, tóquelos, acarícielos suavemente, pellízquese ligeramente los pezones, deslice sus dedos alrededor de la aréola. Los senos son una de las principales zonas erógenas femeninas: muy probablemente sentirá placer y observará que los pezones entran en erección, que los senos enrojecen y se hinchan. Es lo que se produce durante el acto sexual bajo el efecto de la excitación.

El pubis lleva también el nombre de la diosa del amor

Baje ahora los ojos hacia el triángulo de vello que recubre su pubis, lo que se llama más poéticamente monte de Venus. Sí, esos pelos son del mismo color que sus cabellos y sus cejas y, lo mismo que ellos, podrán encanecer con la edad. Esos pelos púbicos, generalmente rizados, pueden ascender hasta el ombligo e invadir la cara interna de los muslos, lo cual es apreciado por algunos hombres, que le encuentran un atractivo erótico. Pero si esa fronda pilosa le disgusta, nada más fácil que reducirla mediante una depilación, practicada preferentemente por una *esthéticienne* especializada. Sepa también que hay hombres a los que les gusta el sexo completamente depilado, pues representa para ellos la evocación de la niña impúber.

De hecho el vello pubiano tiene su utilidad: protector de los órganos sexuales durante los primeros siglos de la humanidad, conserva hoy los olores sexuales, olores específicos para cada persona y que los cuidados de higiene más atentos, el empleo de perfumes y desodorantes, no consiguen suprimir completamente. Este *odor di femina* específico de cada mujer posee un verdadero poder erótico al cual son sensibles muchos hombres y que, a menudo, es una gran fuente de excitación en el juego amoroso.

La vulva, un universo a explorar

Observe a continuación sus partes más íntimas. Instálese cómodamente, con las piernas abiertas, y con la ayuda de un pequeño espejo estudie sus órganos genitales externos. El conjunto de estos órganos se llama vulva. Ésta se compone de los labios mayores y de los labios menores, del clítoris, del orificio urinario y de la entrada de la vagina. Los dos labios mayores parten de la base del monte de Venus y llegan hasta dos o tres centímetros del ano. Poseen vello y su color es generalmente pardo-rosado que llega a veces al marrón. Separando los labios mayores, descubrirá los labios menores, dos también, más pequeños, rosados y húmedos, desprovistos de pelo. Sus bordes pueden ser lisos o dentados.

El clítoris, órgano esencial de placer

En su parte alta, donde los labios menores se juntan, se encuentra el clítoris, órgano esencial del placer femenino. Es una protuberancia de carne, de dimen-

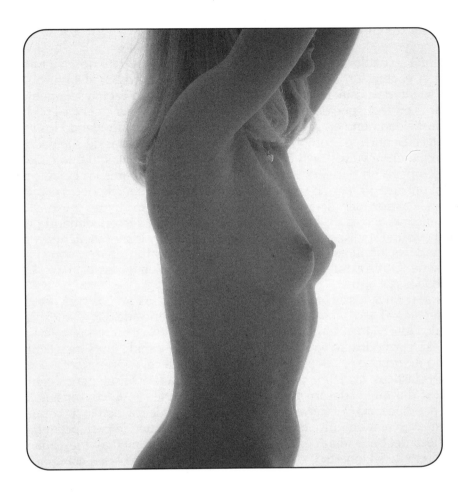

siones variables según la mujer, y cuya raíz, que mide de dos a tres centímetros, está hundida en el tejido. Con frecuencia se ha comparado el clítoris a un pene diminuto, cuyo glande tiene la apariencia de un pequeño botón redondo, cilíndrico, al que protege un capuchón formado por el punto en que se juntan los dos labios menores. Constituido de tejidos eréctiles y de terminaciones nerviosas, el clítoris, cuando se lo estimula mediante caricias o durante el transcurso del acto sexual, se hincha, entra en erección y se desprende de su capuchón. Haga usted misma la experiencia estimulándolo con los dedos. Sentirá una excitación que irá en aumento y, si prolonga su caricia, podrá alcanzar el orgasmo, así, por la simple estimulación del clítoris. Prosiga sus observaciones sobre este órgano y verá el orificio uretral por el cual sale la orina. Este orificio está unido a la vejiga por medio del canal de la uretra. No es un órgano sexual, pero es muy sensible.

La vagina y sus misterios

Continúe su exploración abriendo los labios mayores y menores y mire la entrada de la vagina, un orificio de unos cinco centímetros de diámetro. Meta el dedo en su interior: está caliente (37 °C) y húmedo. De la vagina solamente puede examinar la entrada, que desemboca en un pasadizo de carne del cual podrá apreciar la elasticidad hundiendo dentro uno o dos dedos y contrayendo los músculos de la pelvis. Sentirá así como la vagina se aprieta alrededor de sus dedos. Sepa también que en la vulva, invisibles, se sitúan unas glándulas, y que cada una de ellas desempeña un papel preciso: las glándulas sudoríparas en las raíces de los pelos del pubis segregan un sudor que posee un olor específico; las glándulas sebáceas en la almohadilla del monte de Venus segregan un cuerpo graso, el sebo, el cual lubrifica la pilosidad; las glándulas lubrificadoras desencadenan la lubrificación de la vagina, indispensable para la penetración y los movimientos del coito. Estas glándulas lubrificadoras, situadas cerca del meato urinario, son las glándulas de Skène. Otras glándulas, las de Bartholin, están en los labios mayores, en las proximidades del ano.

Éstos son pues los órganos genitales externos, los únicos que usted puede realmente «ver». Pero debe conocer también los órganos genitales internos, puesto que ellos intervienen también en su sexualidad. Volvamos en primer lugar a la vagina, ese corredor que va desde la vulva al útero y mide unos diez centímetros en estado de reposo, es decir, en la ausencia de la relación sexual. Compuesta por fibras elásticas, la vagina puede alargarse y alcanzar hasta quince centímetros de longitud durante el desarrollo de la relación sexual y, a la vez, ensancharse en función del diámetro del pene del compañero (alrededor de cinco centímetros). Finalmente, en el momento del parto, la vagina se distiende para permitir el paso de la cabeza del bebé (diez centímetros de diámetro de media). Inervada sobre el primer tercio de su longitud, o sea, particularmente sensible en esta parte, la vagina está tapizada de una fina mucosa de color rosa, incluso entre las mujeres de raza negra o amarilla.

Las paredes de la vagina están en permanente actividad: eliminan las células muertas asegurando así una perpetua renovación celular; fabrican una especie de «unte» de color blancuzco cuya acidez protege la vagina de las bacterias nocivas; y finalmente, bajo la influencia de la estimulación y de la excitación sexual, segregan un líquido lubrificante sin el cual el coito podría ser doloroso y susceptible de irritar la frágil mucosa vaginal.

A la entrada de la vagina se sitúa el himen, una membrana fina que comporta en su parte central un pequeño orificio que permite el paso de las reglas y de las secreciones vaginales. Un himen intacto es considerado como la prueba y el símbolo de la virginidad. Con la primera relación sexual, con la desfloración, se supone que se desgarra y provoca un derramamiento de sangre más o menos abundante. Pero muchas jovencitas vírgenes han visto desgarrarse su himen por la práctica de determinados deportes. Una vez roto, ya sea por este tipo de cir-

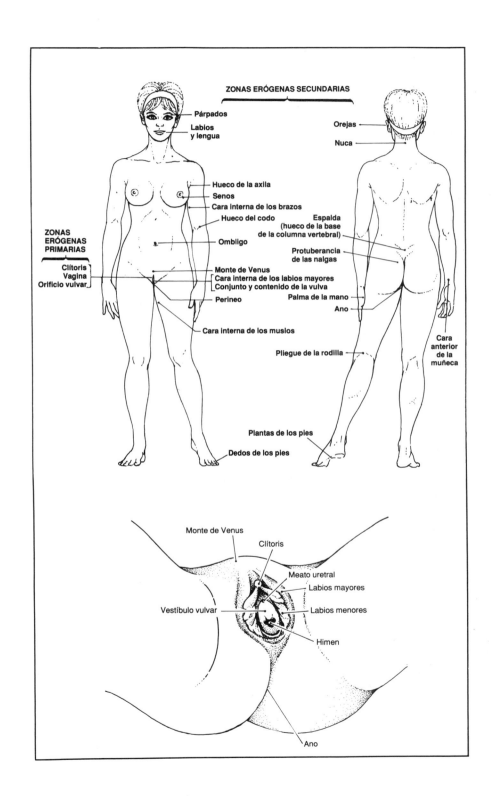

ZONAS ERÓGENAS SECUNDARIAS

Párpados

Labios
y lengua

Orejas

Nuca

Hueco de la axila

Senos

Cara interna de los brazos

Hueco del codo

Espalda
(hueco de la base
de la columna vertebral)

Ombligo

ZONAS
ERÓGENAS
PRIMARIAS

Clítoris
Vagina
Orificio vulvar

Protuberancia
de las nalgas

Monte de Venus

Cara interna de los labios mayores
Conjunto y contenido de la vulva

Palma de la mano

Perineo

Ano

Cara interna de los muslos

Cara
anterior
de la
muñeca

Pliegue de la rodilla

Plantas de los pies

Dedos de los pies

Monte de Venus

Clítoris

Meato uretral

Labios mayores

Vestíbulo vulvar

Labios menores

Himen

Ano

cunstancias o por la desfloración, el himen se presenta en forma de pequeños dientes irregulares rodeando la entrada de la vagina, pero debe tenerse en cuenta que esta membrana no siempre obstruye la entrada de la vagina y que su conformación, bien adoptando la forma de una media luna o de un anillo, puede variar de una mujer a otra.

El útero, una obra maestra de la naturaleza

Al fondo de la vagina se abre el cuello del útero, parte inferior del útero, órgano en forma de pera invertida. El cuello del útero mide unos dos centímetros de largo. Está agujereado por un pequeño orificio que permite a los espermatozoides penetrar en el útero y, también, posibilita la evacuación normal de las reglas. El cuello del útero produce a partir del decimocuarto día del ciclo una flema cuyo aspecto y consistencia podrían compararse a los de la clara del huevo. Esta flema facilita el desplazamiento de los espermatozoides hacia el útero y las trompas. Se asocia también a la lubrificación de la vagina.

De una parte a otra del útero parten dos delgados conductos que lo unen a los ovarios: son las trompas, a través de las cuales camina el óvulo al encuentro del espermatozoide que lo fecundará. Los ovarios, glándulas sexuales femeninas, están situados sobre las trompas. Son dos, tienen el tamaño de un huevo de paloma y cumplen una doble función: la producción del óvulo, uno cada mes, y la de las hormonas sexuales femeninas, la progesterona y los estrógenos.

Estas hormonas intervienen en el ciclo, en el funcionamiento de la reproducción, en las características femeninas físicas de la mujer, entre ellas la forma del cuerpo, de los senos y de la voz, y, por último, en el apetito erótico y en las modificaciones fisiológicas que concurren en la realización satisfactoria del acto sexual.

Gracias, señor Gräfenberg

Este ginecólogo alemán, Ernest Gräfenberg, descubrió a mediados de los años cuarenta que las mujeres tienen en la vagina una pequeña zona que, convenientemente estimulada, provoca sensaciones intensas y conduce a unos orgasmos que se acompañan de la emisión de un líquido incoloro e inodoro. Durante la década de los ochenta los investigadores norteamericanos confirmaron la existencia de esta zona a la cual bautizaron como punto G, recogiendo así la inicial del apellido del doctor Gräfenberg, su «inventor». Los trabajos de estos investigadores norteamericanos han permitido localizar con toda precisión este punto, justo detrás del hueso pubiano, en la pared anterior de la vagina, entre el canal excretor de la orina y la base de la vejiga. Se trata de un órgano del tamaño de una judía pequeña que triplica su volumen bajo los efectos de la estimulación.

¿Tienen todas las mujeres un punto G? Sin duda, dado el resultado de las observaciones que se han hecho sobre una serie de voluntarias. Pero lo que también es cierto es que pocas mujeres conocen la existencia de esta fuente de placer.

¿Puede usted tocarse su punto G? En realidad no es fácil, porque está situado en lo más profundo de su vagina. Pero vea cuál es la mejor forma de conseguirlo: póngase de rodillas, con las piernas abiertas, y siéntese sobre los talones. (Es necesario, naturalmente, que esté usted desnuda.) Deslice dos dedos de una de sus manos dentro de la vagina y, con la palma de la otra mano, presione con fuerza sobre el bajo vientre. Los dedos recorrerán la pared anterior de la vagina en busca del lugar donde comienzan a crearse sensaciones. Bajo los efectos de la excitación, el punto G aumentará de volumen y se hará perceptible al tacto. Su estimulación más o menos prolongada determinará un orgasmo tal que, las mujeres que han conseguido obtenerlo así, dicen que es en verdad absolutamente extraordinario.

No ocultaremos que esta gimnasia de exploración del punto G exige tiempo y mucha paciencia. Además, hay otras muchas maneras más simples de conocer el placer. Pero, para volver al punto G, añadamos que el orgasmo que proporciona se acompaña de lo que algunos sexólogos han denominado «eyaculación femenina». De hecho esta emisión es un fluido cuyo análisis ha revelado la presencia de un enzima que existe igualmente en la secreción de la próstata del hombre.

Una mujer que haya aprendido a localizar y a estimular su punto G puede compartir el secreto con su compañero. Bien porque, guiado por ella, él la estimule manualmente en el lugar preciso, o bien porque en la relación amorosa el pene en erección entre en contacto con el punto G, lo cual no es posible más que en aquellas posiciones en que la mujer está a horcajadas sobre el hombre o cuando se practica la penetración por detrás. La mujer, con los movimientos de la pelvis, dirigirá a su pareja conforme a las sensaciones que vaya experimentando. Si usted no desea lanzarse a tales experiencias, sepa al menos que el descubrimiento del punto G ha aportado la prueba incuestionable del placer vaginal y de que la vagina no es «insensible», como siempre se había considerado.

Los otros puntos sensibles del placer

A usted le encanta comer ostras, mordisquear chocolate, saborear un Oporto añejo. Los placeres del paladar jalonan su vida, y está en su más absoluto derecho de buscar otras fuentes de placeres sensuales, esas otras formas de experimentar placeres del gusto que los sexólogos han denominado «apetito erótico». La satisfacción de este apetito pasa por el descubrimiento de su cuerpo, puesto que es su cuerpo el «instrumento» de su placer. Acaba usted de examinar sus órganos genitales, de experimentar su sensibilidad a las caricias. Todos ellos son zonas erógenas, llamadas así a partir del nombre de Eros, dios del amor, en lo que se refiere a la raíz de la palabra, la cual se completa con la voz griega «gene», el que engendra. Las zonas erógenas son pues aquellos puntos que, estimulados, hacen nacer el deseo y el placer.

Sus órganos genitales son las llamadas zonas erógenas primarias; pero existen otras, mal llamadas secundarias, puesto que son las fuentes de infinitos placeres. Usted también puede explorar estas otras zonas con las puntas de sus dedos. Ellas se reparten sobre los aproximadamente dos metros cuadrados de la superficie de su piel. Rócese los labios, los pliegues de su boca, acaríciese ligeramente las orejas y el cuello, sobre la nuca y bajo el mentón; descienda hasta las axilas y prolongue la caricia en los repliegues de debajo del brazo. Pellizque ligeramente la punta de sus senos y acaricie suavemente los pezones y las aréolas. El hueco de los codos, de las rodillas y de las manos, el talle, el ombligo y la región que lo rodea, el monte de Venus, las muñecas, los pliegues de la ingle, las plantas y los dedos de los pies constituyen los lugares privilegiados de todo un universo de sensaciones que debe usted descubrir para conocer la medida de su sensibilidad.

La geografía erótica del cuerpo

El gran recorrido de las caricias excitantes pasa por unos puntos del cuerpo particularmente sensibles a la excitación: las zonas erógenas. Pero si bien estas zonas son definidas por los sexólogos, no reaccionan de la misma forma en todos los individuos. Cada mujer tiene sus propios puntos privilegiados. Su descubrimiento pertenece a la pareja a través de los toques, los roces, los besos. Sobre estos dibujos del cuerpo femenino están indicadas las zonas erógenas sensibles a las caricias. Ensáyelas en usted misma y en su pareja y, durante sus juegos amorosos, prime aquellas que le proporcionen sensaciones voluptuosas.

El descubrimiento de la virilidad

Para llegar a obtener y a dar el máximo placer, es necesario que conozca su cuerpo. Tómese el tiempo necesario para estudiarlo en todos sus detalles y experimentar sus reacciones. Sin falso pudor, delante de un espejo donde se pueda observar de la cabeza a a los pies, dedíquese a hacer un examen atento.

El órgano de la relación sexual

Su mirada se posará en primer lugar, sin duda, sobre sus atributos masculinos más evidentes: el pene y el escroto.

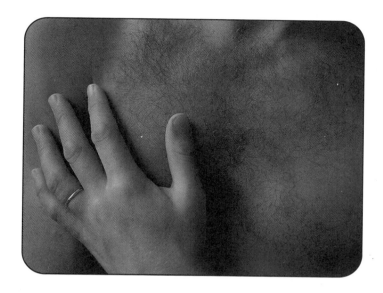

El pene tiene una longitud variable cuando está en reposo –se dice entonces que está fláccido– respecto a cuando está en erección. Sobre estas dimensiones volveremos a hablar largamente, pues se trata de una preocupación masculina constante.

Todo el mundo sabe que el pene es lo que permite la relación sexual. De forma redondeada, recubierto de una piel muy fina cuyo color va del rosa al moreno según los individuos, oculta en su centro un conducto de dieciséis a veinte centímetros de longitud, llamado uretra, por el cual sale la orina –pues está unido a la vejiga– o el esperma durante la eyaculación. Tal es la doble función de la uretra, de la cual usted solamente podrá ver el extremo: un pequeño orificio en el borde del pene, el meato urinario.

Lo que usted no puede ver es, en el interior del pene, dos formaciones que lo recorren a un lado y a otro –los cuerpos cavernosos– y un tercer cuerpo –el llamado esponjoso– integrado por una especie de globitos constituidos por pequeños alvéolos que, bajo los efectos de la excitación sexual, se llenan de sangre y hacen primero hinchar y luego endurecer al pene. Entonces se tensa, se pone rígido y apunta hacia arriba, formando con el vientre un ángulo más o menos agudo según el grado de excitación y la edad.

Esta última característica la puede experimentar usted, delante del espejo, acariciándose y evocando unas imágenes excitantes.

El pene termina con un abultamiento: el glande, de piel rosa muy fina, muy sensible, recubierto por un repliegue de piel llamado prepucio y sujeto en su parte inferior por una pequeña brida, el frenillo.

Puede suceder que el prepucio esté demasiado apretado como para que pueda deslizarse sobre el glande o que el frenillo sea demasiado corto para permitir

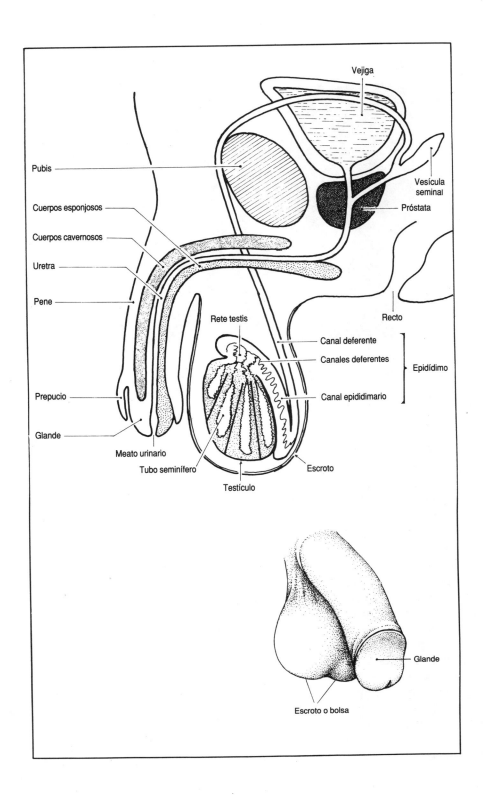

Vejiga

Pubis

Cuerpos esponjosos

Cuerpos cavernosos

Uretra

Pene

Vesícula seminal

Próstata

Recto

Rete testis

Canal deferente

Canales deferentes

Epidídimo

Canal epididimario

Prepucio

Glande

Meato urinario

Tubo seminífero

Escroto

Testículo

Glande

Escroto o bolsa

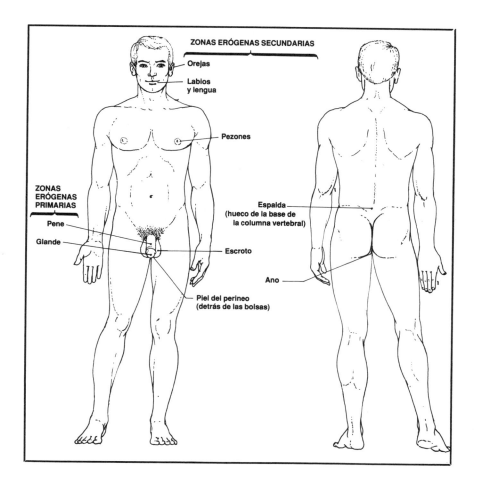

la erección completa: se trata entonces de una fimosis, lo cual hace las relaciones dolorosas y, a veces, incluso imposibles. Es preciso en estos casos recurrir a una pequeña intervención quirúrgica consistente en cortar el frenillo o en quitar parcial o completamente el prepucio. La intervención es simple, rápida y sin riesgos: es la llamada circuncisión, practicada en algunos países como medida de higiene, o de rigor religioso entre los judíos y musulmanes.

Los testículos, verdaderas fábricas

Detrás del pene y colgando un poco más que él verá las bolsas o escroto, una especie de saco de piel arrugada, ligeramente morena, que contiene los testículos, las glándulas sexuales masculinas. Puede palparlos a través de la piel de las bolsas. Hay dos, en forma de pequeños huevos que miden alrededor de cinco centímetros de largo por tres centímetros de grueso, móviles y muy sensibles. Los dos no siempre están a la misma altura ni tienen el mismo grosor, lo cual no tiene nada de alarmante.

Los testículos son verdaderas fábricas en miniatura: elaboran las hormonas masculinas, la testosterona, responsable del aspecto viril masculino (músculos, pilosidad, voz) y producen los espermatozoides, elementos fecundantes del esperma.

Si se provoca usted la erección del pene observará que sus bolsas se hinchan, se endurecen, suben y su piel se desarruga; y tal vez ya haya tenido ocasión de constatar que un frío muy vivo (una ducha helada, por ejemplo) hace que las bolsas se contraigan, mientras que contrariamente un calor intenso las ablanda y las hace colgar. Explicación de este fenómeno: es la acción, en la piel de las bolsas, de un músculo que reacciona frente a las temperaturas extremas.

Entre el pene y el ano se sitúa el perineo, banda de músculos que sostienen sus órganos sexuales.

Del triángulo al rombo pubiano

Observe ahora su pilosidad. Ella se sitúa un poco por todo su cuerpo, pero sobre el pubis en particular, donde los pelos comenzaron a crecer en la pubertad formando un triángulo, lo mismo que en la mujer, pero luego se repartieron adquiriendo forma de rombo. Son ensortijados, rizados, del mismo color que sus cabellos, se estrían de blanco con la edad y son más o menos abundantes según los individuos. Al mismo tiempo que la pilosidad púbica le creció la barba, el vello bajo las axilas y en el pecho. Se afirma a menudo que una pilosidad muy abundante es signo de virilidad. Pero no tiene nada que ver.

Unos «pezones» sensibles

¡Sí, usted tiene senos! O dicho con más precisión: tiene glándulas mamarias. Pero si en la mujer, bajo la acción de unas hormonas sexuales específicas, esas glándulas se desarrollan para formar los pechos, en los hombres sólo se ven generalmente «pezones» de pequeño tamaño, rodeados de una aréola a veces peluda. Tóquese esos pezones. Pellízquelos, titílelos imaginando que es una mujer quien se los acaricia así. Los sentirá endurecerse bajo sus dedos, empinarse y comunicar a su cuerpo unas ondas de excitación. Muchos hombres y muchas mujeres ignoran que los senos masculinos son una zona erógena extremadamente sensible y que, por lo tanto, no debería ser descuidada demasiado durante el preludio sensual.

¿Qué más puede ver en el espejo, después de haber tomado conocimiento, en detalle, de sus órganos genitales externos? Nada más, pero debe saber que de cada uno de sus testículos parte un delgado conducto, el canal deferente, con una longitud de treinta y cinco a cincuenta centímetros, el cual, después de un largo trayecto a través de las bolsas y el abdomen, contornea la vejiga, se une a la vesícula seminal y penetra finalmente en la próstata. Ésta es una glándula situada en la base de la vejiga. Su forma se parece a la de una castaña y su volumen varía con la edad, llegando a duplicar y hasta triplicar su tamaño, hacia los sesenta años.

Haga el test de su sensibilidad erótica

Vuelva frente al espejo para descubrir cuáles son los puntos de su cuerpo más particularmente sensibles al placer. A estos puntos se les llama zonas erógenas. Ya ha experimentado usted las caricias sobre su pene y sus pezones. Ha constatado como se ponen rígidos y duros. Busque ahora con los dedos los lugares que responden a la estimulación: roce con la punta del dedo índice sus labios, humedecidos con saliva, siga el contorno de sus orejas, rócese la nuca, el interior de las piernas, las bolsas, el perineo, la región anal. A usted le corresponde identificar sus reacciones sexuales a estos toques; puede ocurrir que permanezca insensible en alguna de esas zonas y que en cambio experimente excitación en otras. Imagine también que es su pareja quien le prodiga todas esas caricias con sus manos, su boca, su lengua. Verifique también su sensibilidad erótica. Y, en los preliminares del amor, guíe a su compañera hacia esas zonas donde nace el placer.

El placer solitario

La práctica consistente en provocarse el placer por la excitación manual de las partes genitales, el llamado autoerotismo o masturbación, durante mucho tiempo ha sido considerada como malsana e incluso peligrosa. Se le atribuían los peores efectos: neuralgias, incontinencia de orina, debilitamiento de la vista, sordera, idiotización. Estas fábulas hoy en día no merecen el menor crédito, pues los trabajos de los sexólogos en el mundo entero han demostrado que la masturbación ya desde la infancia es el mejor aprendizaje para la vida erótica del adulto.

Ya desde la más tierna infancia, el bebé, niño o niña, experimenta placer tocándose instintivamente su sexo. Este gesto natural que se ve en el niño, se repite después en el adolescente. Raros son aquellos que no practican el autoerotismo. A menudo los padres se inquietan y formulan prohibiciones, amenazan con castigos. Repitámoslo: no hay nada que temer ni respecto al presente ni respecto al futuro de los jóvenes que se entregan al placer solitario. Los padres deben «cerrar los ojos» y no correr el riesgo de culpabilizar a los niños creando en ellos una forma de ansiedad que podría permanecer unida a toda su futura vida sexual.

«Sorprendí a mi hija de siete años, Aurélie, "tocándose". Entré en su habitación, una hora después de haberla acostado. Encendí la lámpara de cabecera para mirar como dormía. Arreglé la sábana y la colcha y entonces vi su manita en su sexo. Me sobresalté y corrí a contárselo a mi marido, asegurándole que a la mañana siguiente Aurélie se llevaría una buena reprimenda. Mi marido sonrió y me dijo tranquilamente: "¿Y tú? ¿Es que nunca te lo hiciste, cuando eras una niña?". ¡Yo no podía negarlo! No reñiría a Aurélie. Un tiempo después, me encontré con el pediatra que se ocupa de mi hija. Le pregunté si había algún motivo para preocuparse y me tranquilizó absolutamente.»

Esta mamá de veintinueve años, que de acuerdo con su marido optó por aceptar lo que primero le había chocado, es un buen ejemplo de la actitud que deben adoptar los padres en semejantes circunstancias. Piensen que en el transcurso del pasado siglo se inventaron toda suerte de accesorios para atarles las manos a los niños e ¡impedir que se masturbaran!

En la mayoría de los casos, la práctica del placer solitario se prosigue en la edad adulta, sea porque la vida sexual de pareja no existe todavía, sea para paliar la ausencia del compañero o la compañera, sea para satisfacer los deseos que el otro no colma.

Sin embargo, la masturbación no siempre es un placer solitario. Forma parte de los juegos amorosos de las parejas, tanto si cada cual la practica sobre sí mismo, dando así un espectáculo excitante al otro miembro, como si se trata de una masturbación recíproca. Si nos referimos al informe Simon sobre el comportamiento sexual de los franceses, el 80 % de los hombres casados de 20 a 29 años, el 77 % de los de 30 a 49 años y el 62 % de los de 50 y más declaran practicar la masturbación. Entre las mujeres casadas, el porcentaje es: el 23 % de las de 20 a 29 años, el 19 % de las de 30 a 49 y el 15 % de las de más de 50 declaran practicar la masturbación. Las estadísticas del Informe Cosmo, referidas sólo a mujeres, indican que el 89 % de las lectoras de la revista *Cosmo* declaran haber practicado la masturbación. Es preciso observar que esta revista se dirige esencialmente a mujeres jóvenes liberadas de buen número de tabúes y prejuicios.

Las técnicas masturbatorias son, lo más frecuentemente, manuales: vaivén de la mano del hombre sobre el pene; estimulación digital del clítoris y caricias en la vulva en la mujer. Estas prácticas pueden ser afinadas al mismo tiempo que evoluciona la vida erótica y conforme cada individuo va aprendiendo cómo obtener el máximo goce.

En todos los casos y a todas las edades, la masturbación se nutre de fantasías (véase capítulo 4).

Añadamos, para concluir, que la masturbación ni es represible ni nociva.

A la edad adulta, no debe constituir un sustituto de la sexualidad con el compañero o compañera, sino enriquecer el amor a dos.

Las actitudes reveladoras

Nuestro cuerpo tiene su propio lenguaje. Habla, cada uno de sus movimientos es un mensaje. No hay necesidad de pronunciar ninguna palabra para expresar un sentimiento de deseo, de afecto, de amor o de repulsión.

Tomemos algunos ejemplos. Corinne, de dieciocho años, asiste a una boda y observa, entre los invitados, a un muchacho alto cuya forma de caminar, de pisar con autoridad, de erguir el busto, le gusta. Corinne se acerca a él adoptando, inconscientemente, unos gestos y unas actitudes de seducción: avanza a pasos mesurados, la cabeza un poco inclinada a un lado, la boca entreabierta con una medio sonrisa, la mirada viva. Multitud de signos de interés dirigidos hacia ese muchacho, cuando todavía no sabe que se llama Alain. Cuando llega a su lado, camino del buffet, le empuja ligeramente: excelente pretexto para hacerse notar. Mirada rápida del chico y juicio no menos rápido (esta chica tiene encanto, clase), sonrisa de animación y movimiento del brazo para ayudar a la joven a coger un vaso. No se ha pronunciado ni una sola palabra y sin embargo Corinne ha hecho saber a Alain que él no le es indiferente. Y Alain, a su vez, manifiesta por su actitud y por su mímica que ha recibido el mensaje y que está dispuesto a responder. Nada de provocación abierta, nada de gestos fuera de lugar, pero han establecido unas «señales» del cuerpo que han desatado una atracción recíproca.

Philippe y Marion, ambos de veinte años, estudiantes de derecho, se ven varias veces por semana en la Facultad. Marion es un pequeño elfo revoloteante que llega siempre tarde y se marcha corriendo, inasible. Durante las clases, Philippe no le quita ojo de encima. Aleteo de pestañas, alzamiento de cejas, mirada filtrante a través de los párpados entornados o fija en la muchacha, buscando captar su propia mirada: Philippe lanza un mensaje sin equívocos. Apenas unos pocos metros le separan de Marion, una distancia que la protege sin ponerla totalmente al abrigo. Una mañana, cuando ella echa la cabeza atrás y se pasa la mano por sus largos cabellos negros, en un impulso seductor espontáneo, Philippe sabe que ha ganado la partida.

De esta forma gestos y mímica participan en una «exhibición» de llamadas y respuestas. Y del mismo modo las posturas del cuerpo tienen también una significación. Un hombre sentado, en la posición relajada clásica, confortablemente acodado en los reposabrazos de un sillón, con las piernas cruzadas, indica su «disponibilidad» a la conversación, por ejemplo, pero también una verdadera apertura más profunda, más interna, a una aproximación afectiva o sensual, a menudo no percibida, no analizada por el sujeto. Del mismo modo que un hombre apoyado en la pared, bien plantado con las piernas separadas y la mano en el bolsillo, expresa el deseo de establecer un contacto.

Sentada con las piernas apretadas, los brazos cruzados sobre el pecho, una mujer expresa en esta postura un estado evidente de no comunicación. De forma igualmente evidente, su cuerpo emite una señal inversa si ella coge a un hombre del brazo o toca la tela de su traje como para evaluar la calidad, o si, sentada con las piernas cruzadas, deja entrever su lencería o la piel desnuda.

Todas estas posturas de aproximación son muy significativas: sentarse al lado o de frente, con un roce de las rodillas o el gesto de pasar el brazo sobre los hombros del otro, son avances fáciles de descifrar. Más allá de este tipo de situaciones, se entra en el *savoir-faire* de la seducción: se trata entonces de la intención deliberada, a veces incluso calculada, de provocar el deseo. Si las mujeres son maestras en este arte, a los hombres tampoco les faltan recursos. Los unos y los otros explotan la voz, las entonaciones, las risas, hacen avances abiertos, expresando por gestos o por palabras la atracción que sienten. Cada cual representa su papel y todos los golpes están permitidos: miradas y manos acariciadoras, indiferencia fingida y comportamiento ligeramente agresivo son formas de estimular una relación nueva, la cual se desea desarrollar.

Los accesorios de la seducción

Éstos son esencialmente los vestidos, las joyas, el maquillaje y los perfumes: toda una panoplia que corresponde a la moda, al gusto personal, al deseo de afirmar su personalidad mediante el estilo propio de cada cual.

El más clásico de los accesorios puede ser utilizado con una finalidad de seducción. Los guantes, por ejemplo: la forma de ponérselos, de quitárselos, revela la sensualidad. ¿Quién no recuerda a Rita Hayworth en la célebre *Gilda*, quitándose sus largos guantes negros dedo tras dedo, en un verdadero *striptease* a la vez impúdico y elegante?

Los jerseys que se pegan a la piel y rodean estrechamente el cuerpo, los cinturones anchos que encorsetan el talle, las minifaldas descubriendo los muslos, los pantys negros bien tensos, las medias hasta la mitad del muslo, los tacones finos, lo mismo que los escarpines planos que evocan la frescura adolescente, son otras tantas formas de intentar gustar. Blondas y transparencias persiguen el mismo objeto, las joyas atraen irresistiblemente la atención y el maquillaje subraya los labios incitando al beso, engrandece los ojos y hace la mirada fascinante.

Pero la panoplia de la seducción no es una exclusiva femenina, como vemos actualmente con el desarrollo de las líneas de perfumes y de productos de belleza para el hombre.

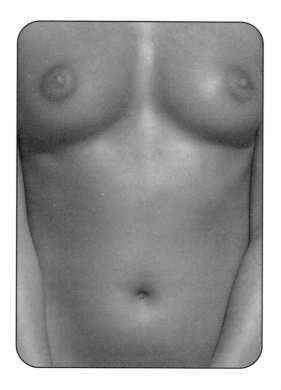

El poder de los olores

En los orígenes de la humanidad, de entre los cinco sentidos el olfato era el que representaba el papel más importante dentro de la atracción sexual. La ignorancia de la higiene hacía que los cuerpos conservaran sus olores naturales, el del sudor y el de otras secreciones, a los cuales reaccionaban animalescamente los seres primitivos que fueron nuestros lejanos antepasados. Hoy en día las cosas son del todo diferentes, pues el baño, la ducha, los jabones, las lociones, los cosméticos y desodorantes forman parte de nuestra vida cotidiana. Hacemos todo lo posible por atenuar o perder nuestros olores carnales para reemplazarlos por perfumes, lo más frecuentemente a base de productos químicos. Sin embargo, pese a todos nuestros esfuerzos por luchar contra la naturaleza, ella vuelve al galope bajo la forma de sustancias que emitimos y que desprenden un olor que nuestro propio olfato no advierte, pero que es inconscientemente percibida por el otro y actúa como disparador de la atracción sexual. Estas sustancias, llamadas ferohormonas o feromonas, son segregadas por las glándulas y actúan de forma todavía misteriosa sobre la sexualidad. Pero de lo que estamos científicamente seguros es de que tenemos una memoria olfativa que dormita dentro de nosotros y de que un perfume, un olor, puede despertarla.

Se podrían citar decenas de ejemplos respecto a la forma en que cada indivi-duo reacciona a los olores. Sea positiva o negativa, esta reacción se produce casi inevitablemente. Algunas mujeres adoran hundir su cara en las axilas de su aman-te después de hacer el amor, mientras que otras encuentran desagradables esos efluvios «animales». Para muchos hombres, el sexo femenino desprende una sin-fonía de olores locamente excitantes: de hecho, raros son los que niegan su po-der erótico.

A los olores naturales se añaden aquellos otros que utilizamos en forma de co-lonia o de perfumes diversos. Forman parte de la panoplia de la seducción, tan-to en lo masculino como en lo femenino. Pero no se debe abusar de ellos. El ex-ceso, en este terreno, acaba por obrar un efecto disuasorio.

Liberarse de los complejos

La publicidad, los periódicos, el cine, la televisión, lanzan imágenes de mu-jeres jóvenes, estilizadas, bellas como para condenar a un santo, imágenes de hombres tan fuertes como guapos, con sonrisas de dentífrico, músculos de ace-ro, miradas de conquistador. Estos prototipos que nos imponen los medios de co-municación no son en absoluto el reflejo de la realidad cotidiana. Desde luego las chicas de hoy en día saben ser bonitas y los chicos saben ser atractivos, pero ni todas ni todos tienen físico de vedette ni silueta de star, y muchos experimentan un sentimiento de inhibición que les hace difícil, si no imposible, todo acercamien-to sentimental y sexual.

«Tengo dieciocho años –escribe Marie-Hélène–. Vivo en una pequeña esta-ción balnearia de la costa normanda. Durante el verano, voy a bañarme con mis dos hermanas, por la mañana, temprano, antes de ir a mi trabajo, cuando no hay nadie en la playa. No quiero mostrarme en traje de baño porque tengo unos se-nos enormes. Mi hermano, un día, me dijo delante de un amigo de su edad (die-cinueve años): "¡Con esas calabazas no corres el riesgo de ahogarte!". Esto me marcó profundamente y ahora siempre tengo miedo de que se burlen de mi pe-cho. Me visto con jerseys amplios, para disimularlo, y huyo de los chicos que tienen la mano ligera.»

Virginie, por su parte, se desespera de su nariz demasiado larga y de su pe-queña estatura. En cuanto a Paule, se cree desfigurada por sus gafas e incapaz de gustarle a un hombre porque pesa algunos kilos de más. Unas y otras tienen un sólido complejo de inferioridad que las recluye en una soledad nefasta y les impide realizarse.

El sexo masculino, por su parte, no está exento de esta misma falta de confianza en uno mismo, lo cual se revela muy precozmente como una seria traba en las relaciones humanas.

Cualesquiera que sean los defectos que usted se atribuye, sépalos aceptar e incluso aprenda a sacar partido de los mismos. Aprenda a conocerse a sí mismo, a apreciar sus cualidades para así hacérselas apreciar a los demás. Bueno, usted tiene acné, pero en el tenis es imbatible. El acné se cura, y en cuanto a esos raquetazos de campeona, ¡eso se aprecia! Maxime es rubicundo, pero habla el inglés como el propio príncipe de Gales. Hay grandes seductores calvos, mujeres miopes adoradas, rellenitas devastadoras, hombres bajitos que avanzan por un camino jalonado de éxitos femeninos.

El flirt: Una etapa hacia el amor adulto

La palabra inglesa *flirt*, que significa tontear, hacer la corte, expresa una relación sentimental y sexuada superficial, de límites bien establecidos, que viene a ser como un juego de reglas sutiles.

En nuestra sociedad contemporánea, parece impensable que un hombre, joven o de mediana edad, se dirija a una jovencita para hacerle una proposición directa: «Usted me gusta, hagamos el amor juntos». Los usos exigen que no se quemen las etapas. Y los caminos del amor pasan inexcusablemente por el flirt.

Relación sentimental, sobre todo entre los adolescentes, y particularmente entre las chicas: el compañero de ayer pasa a ser el flirt de hoy y la camaradería cede el lugar a una suerte de amistad amorosa.

Relación sexuada porque siempre, entre los adolescentes, corresponde al despertar de la sexualidad, a la necesidad que tienen los cuerpos de conocerse mejor.

Relación de límites bien establecidos porque la regla del juego admite todos los besos, todas las caricias, todos los toques, pero en ningún caso la penetración vaginal. Hay que saber detenerse a tiempo. Y eso no siempre es fácil en la excitación del momento.

«Yo tenía dieciséis años y él diecisiete cuando comenzamos a flirtear —nos confía Carole—. Primero, nos besábamos. Después él empezó a pasar la mano por debajo de mi jersey para acariciarme los senos. Esto me gustaba. Después, puso la mano bajo mi falda para frotar mi sexo. Finalmente metió un dedo, dos dedos... Me sentía toda cálida en el interior. Un día, me cogió la mano para ponerla en su bragueta. Era grueso, duro... Hice lo que me pidió. Lo acaricié. Eso ocurría en el campo, durante las vacaciones, en un bosquecillo. Tuve miedo de lo que iba a suceder a continuación, sabía que yo no debía hacerlo, y entonces me marché corriendo. He tenido otros flirts, pero siempre "sin llegar hasta el final".»

Carole conocía el precio de su virginidad, que para ella no había perdido el sentido de valor-símbolo, pese a la liberalización de las costumbres. Y contrariamente a lo que creen la gran mayoría de los padres, los adolescentes se limitan a las marcas físicas de ternura, al intercambio de algunos placeres a veces atrevidos, pero sin llegar a consumar la relación sexual.

El flirt entre adultos existe igualmente. Es la manifestación de un deseo recíproco que las reglas morales o sociales impiden llevar a su realización. Besos robados primero, consentidos después, contactos y caricias, el placer está presente en los episodios amorosos que, finalmente, romperá el uno o el otro rehusando «pasar al acto». Rechazo de la mujer ya comprometida y que no quiere «romper el contrato». Rechazo del hombre, a veces, que teme perder su libertad y a quien asusta el compromiso.

Y el placer nace en todo el cuerpo...

Primeros besos adolescentes, labios cerrados, besos profundos en los cuales las lenguas se entremezclan, tiernas o sensuales, esos «boca a boca» hacen nacer maravillosas sensaciones cuyas ondas invaden todo el cuerpo. «El único lenguaje verdadero del mundo es un beso», escribía Alfred de Musset.
El beso es a menudo el primer contacto íntimo entre dos seres.

«Yo tenía quince años –cuenta Stéphanie–, y en el instituto, un chico apenas mayor que yo se las arreglaba para llegar y salir al mismo tiempo que yo. Poco a poco sucedió que me acompañaba hasta casa. Yo no me quejaba. Un día, bajo el porche, me abrazó y acercó su rostro al mío. Su boca se puso en un rincón de la mía, justo en la comisura. Después sus labios rozaron los míos con delicada lentitud. A través de un ligero movimiento de su cabeza, rozó mi boca de un lado al otro. Yo estaba infinitamente turbada, feliz también. Instintivamente entreabrí los labios. Él deslizó su lengua dentro de mi boca. Sentía su respiración, su aliento. Una suerte de excitación me invadía. No olvidaré jamás ese primer beso.»

Este relato expresa a la perfección las emociones comunes a los dos adolescentes cuya sensualidad comienza a despertar.
El beso sostenido, profundo, sobre todo en los jóvenes que hayan tenido pocas relaciones sexuales, o ninguna, puede provocar la aparición de líquidos lubrificadores en la vagina y el pene. Algunos jóvenes, a través de este beso, llegan incluso a la eyaculación. Éste fue el caso de Stéphane C.

«A los diecisiete años estaba locamente enamorado de Valérie, mi vecina, una hermosa morenita de dieciséis años. Multiplicaba los pretextos para encontrar-

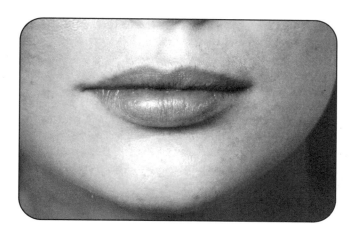

me con ella, hablarle, rozar sus manos o su rostro. Un día, aceptó venir conmigo al cine. Nos pusimos al fondo de la sala, donde había muy poca gente. Me aproveché de la oscuridad para atraer a Valérie hacia mí. Acaricié sus labios con mis dedos, luego, inclinándome sobre ella, lamí su boca con mi lengua. Su saliva tenía un ligero sabor a violeta. Nuestras bocas eran una divina fuente de placer. Valérie jadeaba suavemente, su cuerpo se crispaba. Yo sentía como mi pene se hinchaba, se tensaba. Y, de golpe, eyaculé. Si le dijera la vergüenza que sentí... Felizmente, Valérie no se dio cuenta de nada.»

Advierta el lector que Stéphane apreció el «sabor a violeta» de la boca de Valérie. Es en efecto importante que, en el intercambio de besos sensuales, no intervengan olores desagradables: tabaco, ajo, cebolla, por ejemplo. El recurso de los dentífricos, pastillas y chicles es un remedio sencillo para ese pequeño problema. Sin embargo, en una relación apasionada, algunos prefieren el sabor natural de la boca amada.

Si el beso provoca tales sensaciones, en primer lugar se debe a que la boca, la lengua y las mucosas bucales son muy ricas en corpúsculos nerviosos que recogen las impresiones y las transmiten a todo el cuerpo. Por otra parte la boca femenina evoca la vagina y, lo mismo que ésta, es cálida y húmeda; y la introducción de la lengua simboliza la del sexo.

En el hombre, la lengua, órgano eréctil, representa el pene en erección: un beso es por lo tanto un acto de posesión, lo mismo que el acto del amor con penetración. Al beso tímido de la primera vez siguen generalmente besos profundos, lenguas entremezcladas, intercambio de saliva, y a la carga emocional que los mismos comportan se añade un efecto erótico que desencadena el deseo.

Veremos más adelante que el beso profundo forma a menudo parte de los preludios de la relación sexual, y que son numerosas las parejas cuyas bocas se unen y se toman espontáneamente en el momento culminante del goce.

● Si él o ella mantiene los ojos cerrados durante el intercambio de besos, denota una naturaleza romántica que se enamora fácilmente pero que no lo está mucho tiempo.

● Si él o ella abre los ojos de par en par cuando se besan, denota una personalidad franca, directa, capaz de sentirse unida toda la vida.

● Aquel o aquella que da besos a su pareja como si fuera un pájaro que picotea y al mismo tiempo tiene los labios juntos, revela una naturaleza sensual y apasionada.

● Los besos con la boca cerrada revelan una personalidad poco generosa, mientras que aquellos besos en los que los labios se abren y las lenguas se entremezclan, señalan temperamentos ardientes.

Una encrucijada de la vida

La primera relación sexual es una encrucijada de la vida de la que cada cual conserva el recuerdo. El rostro, el cuerpo de la amiga o del amigo permanecen grabados en la memoria, lo mismo que el lugar, las circunstancias, la emoción experimentada, la calidad del placer sentido… o las dificultades que uno encontró.

No llegaremos a afirmar que esa primera relación condiciona toda la sexualidad futura, pero sí es cierto que deja huella y que a veces influye en el comportamiento amoroso.

¡Cuántos temores es preciso vencer, cuánto amor es preciso dar y recibir para que esta primera vez no sea un fracaso! Precisemos que el joven y la joven no la viven de la misma manera. El muchacho virgen está familiarizado con su pene, órgano exterior que puede examinar, tocar. Generalmente ya ha tenido la experiencia del placer por la masturbación. Sabe que el coito no determinará ninguna modificación anatómica en su pene y no teme –como es el caso de la joven– la penetración de otro sexo en su cuerpo.

Pero el chico se preocupa por su inexperiencia, tiene miedo de no saber «cómo hacerlo», de que su compañera se burle de él. A los dieciocho años, el chico que todavía es virgen experimenta vergüenza, sentimiento que no hace sino aumentar su timidez frente a las chicas y, también, frente a sus compañeros, quienes, por su parte, «han dado el paso» y presumen de ello. Pensamos que es necesario que el joven conozca ciertos aspectos de la fisiología femenina, en especial: la presencia del himen, que no es una barrera infranqueable, como creen algunos novicios en amor; la necesidad de la lubrificación de la vagina, que se produce en cuanto el deseo aparece; la facultad de la vagina para acoger al pene en erección, cualesquiera que sean sus dimensiones. En suma, unas informaciones simples y tranquilizadoras. El joven debe saber también que su compañera necesita en ese momento escuchar palabras tiernas, ser acariciada con dulzura, ser preparada a esta iniciación al amor.

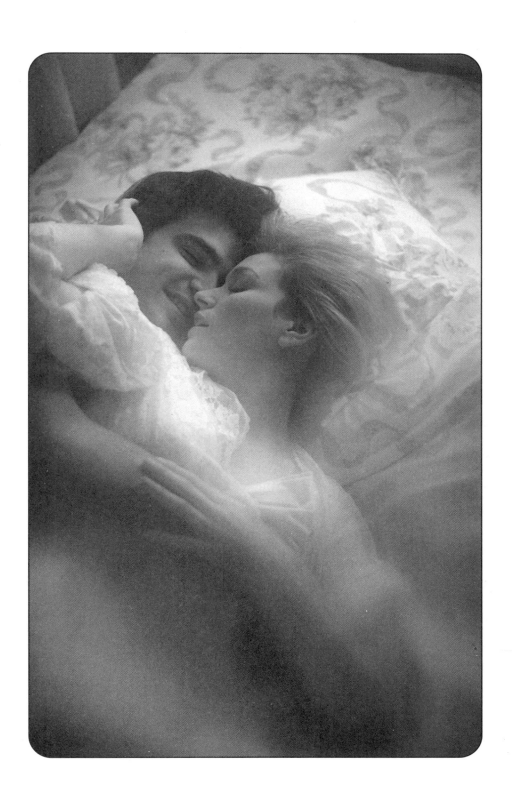

La urgencia del deseo no debe arrastrar al joven a un acto violento y rápido que podría determinar el herir a la muchacha psicológica y físicamente.

Como ya hemos dicho, la muchacha no vive «la primera vez» de la misma forma que el chico, y ello se debe esencialmente a que la pérdida de la virginidad es muy a menudo evocada como una prueba dolorosa a la cual le es preciso someterse con resignación. Una cierta literatura, el cine... y a veces las familias propician todavía en nuestros días este tipo de prejuicios. Para escapar de ellos, es necesario conocer el propio cuerpo, no solamente los órganos sexuales externos, sino también aquellos otros que se hallan en el interior, invisibles.

Por ejemplo, los músculos de la vulva, que se contraen bajo los efectos del temor en la primera relación, hacen difícil la penetración del pene en la vagina. Otro ejemplo más: las particularidades del himen, esa fina membrana elástica que cierra en parte la vagina; perforada en su parte media por un pequeño orificio que permite la evacuación de las reglas, esta membrana se rompe con ocasión de la primera relación, al entrar el pene en la vagina. Este desgarro no es forzosamente doloroso ni siempre va acompañado de una pérdida de sangre. Esta pérdida de sangre no siempre es la prueba de la virginidad, lo mismo que tampoco lo es la presencia de un himen intacto. Una chica, por el contrario, puede ser virgen con el himen roto, puesto que puede habérsele desgarrado por la práctica de deportes y actividades tales como la equitación, la danza clásica, el ciclismo.

A estos temores debe añadírsele también el de «quedar embarazada», pese a que muchas jovencitas estén convencidas —erróneamente, desde luego— de que no hay ningún riesgo de embarazo «la primera vez». Sólo las que ya toman la píldora no corren ningún riesgo. Las otras deberán contar con el sentido de la responsabilidad de su pareja, cuya única arma anticonceptiva será el preservativo.

Un joven y una muchacha que experimentan recíprocos sentimientos amorosos y desean pertenecerse totalmente en el acto sexual, van a hacer el amor por primera vez. El aislamiento se impone, tanto sea al aire libre como en una habitación (si ésta se encuentra en casa de los padres, habrá que aprovechar su ausencia). Los besos y las caricias habrán provocado la excitación del chico y su erección; por su parte, en la chica, la lubrificación de la vagina facilitará la penetración y los movimientos de vaivén del pene. La joven se tiende de espaldas, con una almohada bajo las nalgas, pliega las rodillas y separa las piernas. El chico, tendido sobre ella, la penetra en esta posición que despeja bien la entrada de la vagina y tensa el himen, facilitando así su rotura. Cuando ésta se produce, aproximadamente en el 70 % de los casos provoca un sangrado, más o menos abundante, que no debe inquietar a la pareja, lo mismo que no debe inquietarle el momentáneo dolor que la muchacha experimente entonces. El movimiento de vaivén, efectuado primero a una cadencia lenta, a cadencia más rápida después, provoca, al cabo de un lapso de tiempo variable en función de la tensión sexual del hombre, la eyaculación: el esperma penetra a sacudidas en la vagina de la compañera. Es el orgasmo masculino. El orgasmo femenino no se produce obligatoriamente en

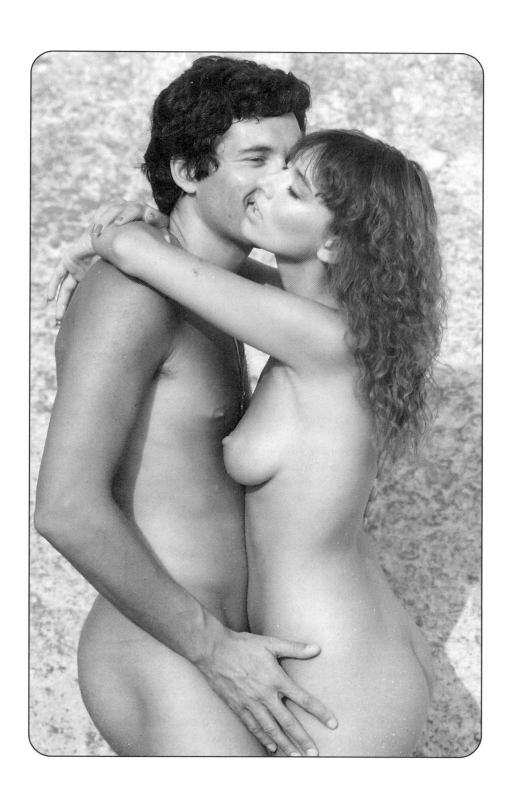

el mismo momento. Puede suceder también que la joven no alcance durante la primera relación ese punto culminante del placer. Pero si esta primera vez no llega hasta el orgasmo, sí siente un placer muy diferente y mucho más fuerte que el que le hayan proporcionado los besos y caricias.

Acabamos de describir una primera relación sexual satisfactoria. Pero veamos también qué puede ocurrir a veces. Si el joven está en un estado de fuerte ansiedad, su erección puede «flaquear» ante la penetración y ésta, por lo tanto, no puede efectuarse. Un tiempo de relajación, de tiernos intercambios de caricias, harán renacer la erección necesaria. Otra posibilidad de «incidente»: bajo los efectos de la aprensión, los músculos vaginales de la joven se contraen hasta tal punto que la penetración es imposible. También en este caso es recomendable la relajación y la ternura antes de emprender un nuevo intento. Más difícil es el caso en que el empuje del pene en erección no llega a desgarrar un himen demasiado resistente o no perforado. Una consulta ginecológica aportará la solución a este problema... y la primera relación habrá que aplazarla para más tarde, ya en condiciones favorables.

Según una encuesta organizada por el Centro de Ginecología de la MNEF (Mutua Nacional de los Estudiantes de Francia), la edad media de la primera relación sexual es de casi dieciocho años en las chicas y casi diecisiete en los chicos.

Un hombre recuerda su primera experiencia:

«A los veinte años yo continuaba siendo virgen y desde luego no me sentía orgulloso de serlo –nos confía Raphaël–. Debo precisar que las chicas me intimidaban hasta tal punto que las rehuía, cuando en realidad soñaba con tener a una en mis brazos. Esto finalmente acabó por ocurrirme, por azar, debo admitirlo. Pamela, la ahijada del marido de mi madre (que, viuda, había vuelto a casarse cuando yo tenía dieciocho años), vino a pasar tres semanas de vacaciones con nosotros, en el campo. Entre paseos por el bosque y baños en el río cercano, pasamos buenos momentos. Yo me sentía muy a gusto con aquella chica de dieciocho años, muy alegre, muy natural. Fue ella la que, muy pronto, dio el primer paso ofreciéndome su boca. ¡Qué delicia! Desde aquel instante todas las ocasiones eran buenas para besarnos, para acariciarnos. Finalmente, una noche me reuní con ella en su habitación. Yo le había confesado mi inexperiencia y ella me dijo que para ella también sería la primera vez. El deseo que sentía me había provocado una sólida erección. Yo estaba inquieto, preocupado un poco por la idea de que ella pudiera encontrarme torpe. ¡Lo que ocurrió fue mucho peor de lo que yo imaginaba! Cuando quise penetrar a Pamela, mi pene se puso blando. ¡Qué horror, qué vergüenza! Pamela colocó su mano sobre mí para ayudarme a recuperar la virilidad. Mi sexo fue adquiriendo volumen poco a poco. Me monté todo un teatro en mi cabeza para excitarme. Finalmente, la cosa funcionó. Pamela, por razones familiares no previstas, tuvo que marcharse al día siguiente. Yo no me atrevía a volver a empezar con otra chica. Sin embargo, esta primera experiencia, pese al semifracaso que yo había sufrido, me había hecho comprender dos puntos importantes. En primer lugar, le había gustado a una chica interesante y bonita, ¿por qué entonces no les iba a gustar también a otras? En segundo lugar, había tenido un placer más violento del que me proporcionaban mis habituales masturbaciones. Estas consideraciones me animaron a intentarlo con una amiga de mi hermana. Esta vez, ningún problema. Mi vida sexual iba por buen camino, y desde entonces lo sigue yendo.»

La primera relación no siempre tiene lugar entre una chica virgen y un chico igualmente primerizo. Uno de ellos puede haber tenido ya una experiencia sexual. ¿Es ello una garantía de iniciación exitosa? Las generaciones precedentes así lo creían y llegaban hasta a favorecer la iniciación sexual del muchacho por una mujer de mayor edad que él, quien le enseñaba el saber hacer amoroso y le libraba de timideces y torpezas. Las jóvenes no tenían derecho a tal libertad, desde luego, y su virginidad era considerada además como un «tesoro», como un «capital» destinado al hombre que desposaran civil y religiosamente. Hoy, los chicos y las chicas jóvenes se encuentran, se aman y hacen el amor, a menudo antes de pasar por el juzgado o la iglesia. Raro es el caso en que el chico llega virgen a su noche de bodas. Pero la virginidad de la muchacha continúa representando un valor evidente. Según una encuesta del doctor David Elia, el «27 % de los chicos considera que la virginidad de una chica es fundamental; el 35 % piensa que esa cuestión no es tan importante; y, finalmente, el 16 % estima que eso no tiene estrictamente ninguna importancia».

2. Las posturas

VARIACIONES SOBRE LAS POSTURAS O 52 MANERAS DE HACER EL AMOR

El potencial sexual de cada hombre y de cada mujer es infinito. Pero es necesario seguir desarrollándolo mediante la práctica de posiciones diversas que provoquen sensaciones asimismo diversas. Sabemos que de la monotonía nace el cansancio y que la variedad de las posturas amorosas es fuente de excitación y de descubrimiento de placeres nuevos.

«Aprender a hacer el amor es una necesidad... Durante mucho tiempo se ha pretendido que enseñar a hacer el amor era una aberración... Con ello se corría el riesgo de perder la espontaneidad, el sentido lúdico y la expresión de la propia fantasía. Quince años de experiencia clínica nos han demostrado, sin embargo, que la naturaleza y el instinto necesitaban clases nocturnas.» Estas pocas líneas del doctor Gilbert Tordjman, extraídas de su obra *De profesión sexólogo*, subrayan que la complicidad de los cuerpos y el hallazgo de la gran voluptuosidad se basan en un aprendizaje erótico que se hace a través de las sensaciones del tacto, en primer lugar, y después a través de la realización del acto sexual. Éste debe conducir al placer absoluto –al orgasmo– y es preciso renovarlo durante todo el transcurso de la vida en común de la pareja. Es desde esta óptica donde interviene el saber hacer del amor, desde el preludio al instante privilegiado de relajación feliz que sigue al goce.

El misionero

La posición llamada del misionero es la más comúnmente practicada en Occidente y ello por diversas razones: la pareja se encuentra frente a frente y cada cual sigue sobre el rostro del otro los signos del placer; la pareja puede también hablarse, intercambiar palabras tiernas en las que expresan su goce, comentar las sensaciones experimentadas y manifestar sus preferencias.

Algunas mujeres aprecian particularmente esta posición ya que no necesitan tomar ninguna iniciativa y el sentimiento de ser dominadas por el hombre acrecienta su placer.

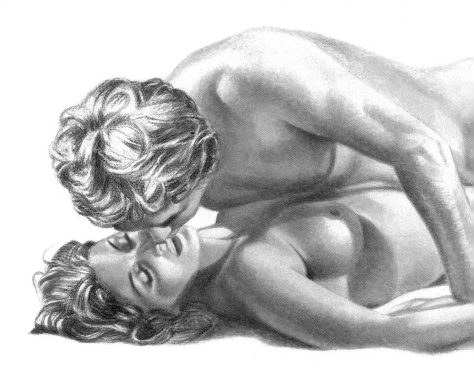

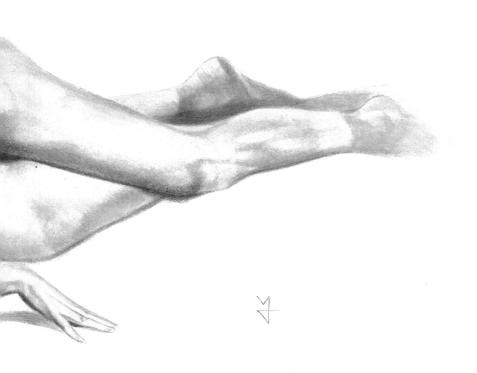

La dominante

La mujer se tiende sobre la espalda, con las rodillas alzadas, los brazos a lo largo del cuerpo y las piernas entreabiertas. El hombre, arrodillado frente a la mujer, le coge de las manos y la penetra. Es él quien efectúa el vaivén. En esta posición, el hombre puede acariciar con la boca el rostro y los senos de su compañera.

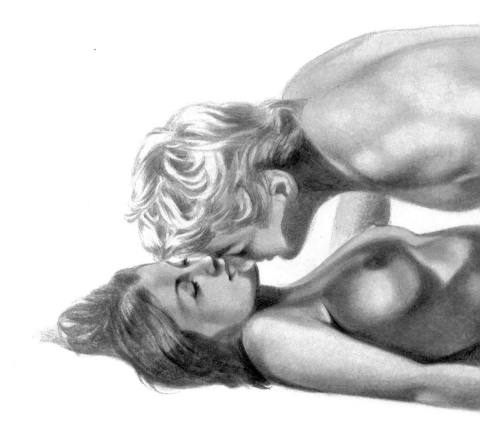

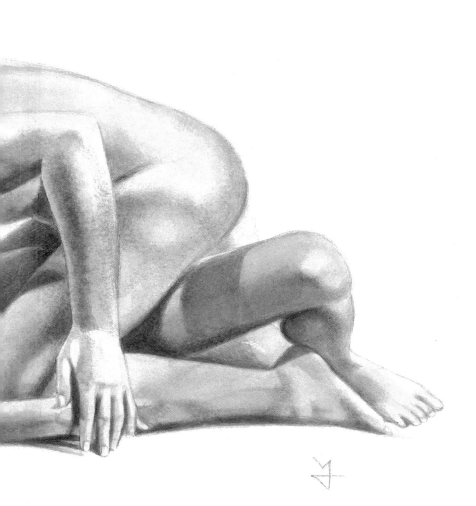

La cautiva

El hombre está tumbado boca arriba, con las piernas en alto, las rodillas dobladas y las pantorrillas paralelas al lecho. La mujer, arrodillada, pone las manos sobre el busto de su compañero y se empala en el pene. Mientras que el hombre permanece inmóvil, es la mujer quien hace el vaivén, ofreciendo a su compañero las expresiones de placer que se reflejan en su rostro.

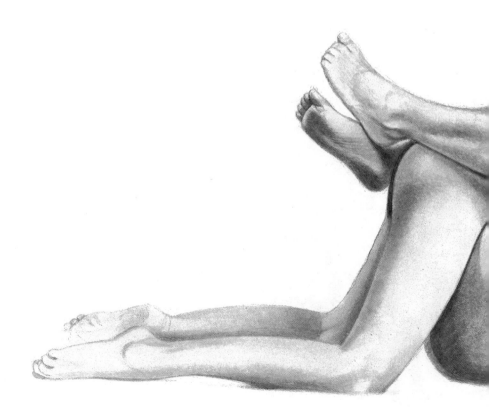

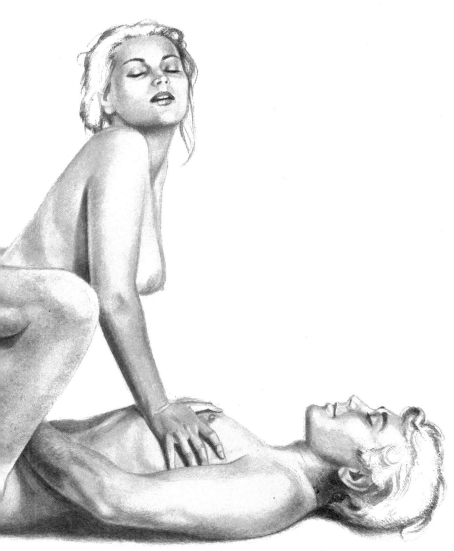

El abrazo

El hombre se tiende de costado y la mujer también, del mismo lado, de forma que su espalda y sus muslos queden pegados al busto y a las piernas de su compañero, quien la penetra mientras la acaricia desde los senos al pubis, con sensuales toques.

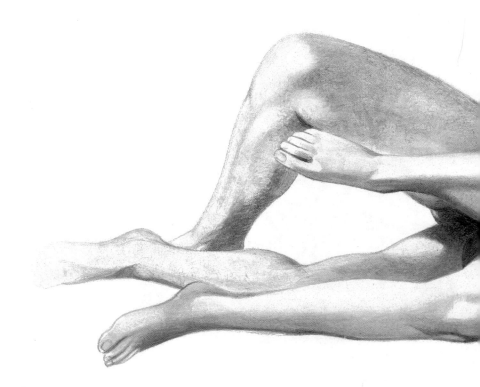

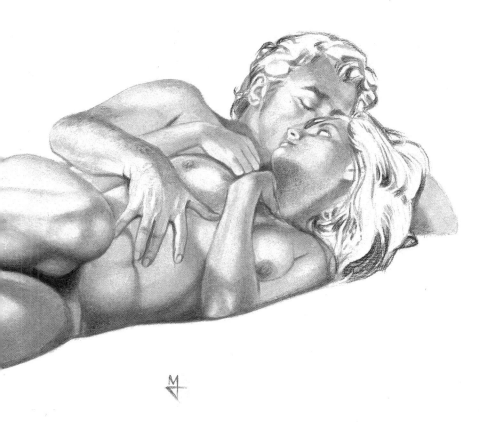

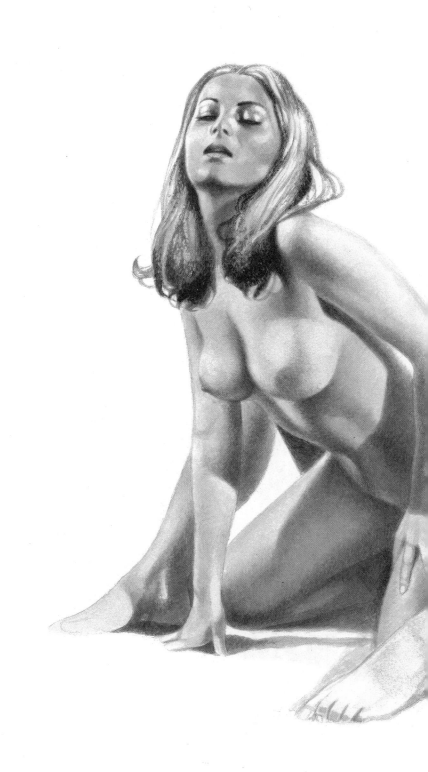

La voluptuosa

El hombre se sienta en la cama, con la espalda apoyada en unos cojines. La mujer está arrodillada y se apoya en las manos, con la espalda vuelta hacia su compañero. El hombre la penetra y es la mujer quien ejecuta el movimiento de vaivén. Estas posiciones en que la mujer presenta su grupa a lo «perrita» son siempre muy excitantes para el hombre, ya que éste contempla la grupa de la mujer, en prominencia hacia el exterior.

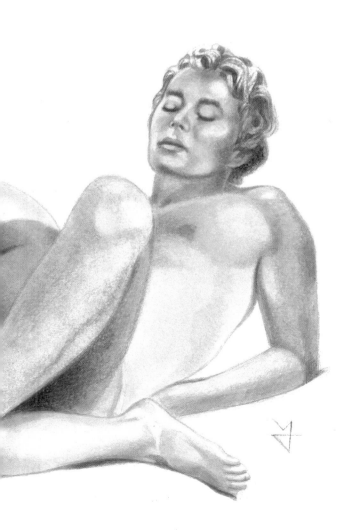

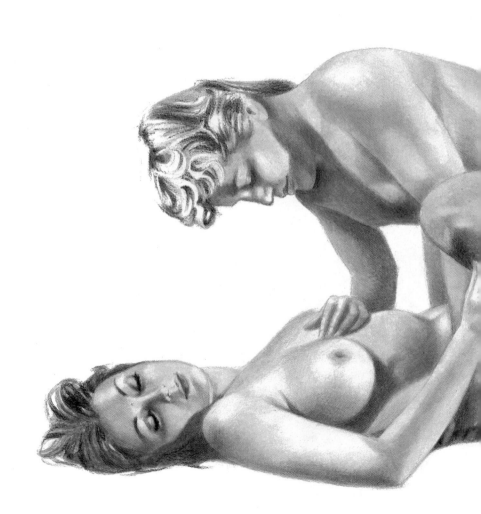

El intercambio

La mujer está boca arriba, con las rodillas en alto y las piernas abiertas. El hombre, arrodillado por encima de ella, tiene las
manos sobre el pecho de su pareja, la cabalga y la penetra. En
esta posición, las manos quedan libres para las caricias mutuas.

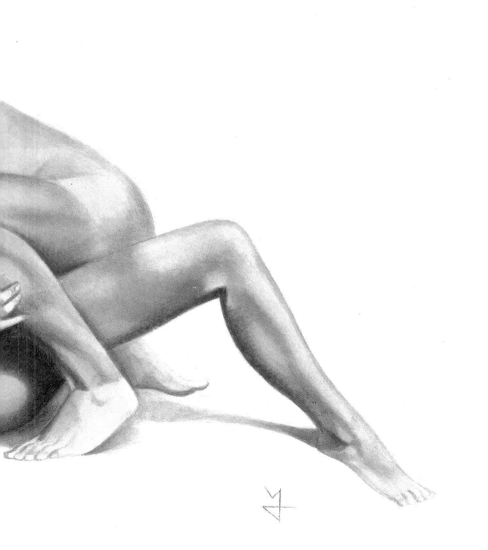

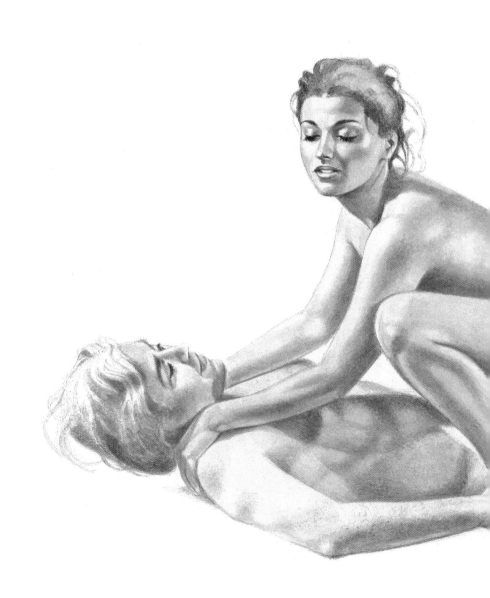

La cabalgadora

El hombre está tendido de espaldas, con las piernas ligeramente abiertas. La mujer le cabalga, de frente, poniéndole las manos sobre los hombros. Las manos del hombre están libres para acariciar los senos de su compañera. Ésta es una posición favorable para un hombre dotado de un pene de reducido tamaño.

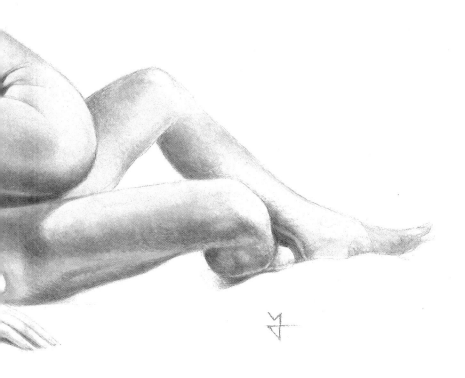

El entrelazamiento

La mujer está tendida de costado, apoyada en el codo. El hombre se coloca entre sus piernas. Ella flexiona una de sus piernas y la pasa por encima de la cadera de su compañero, presionando con el talón las nalgas del hombre. Se efectúa entonces la penetración y, durante los movimientos de vaivén, la mujer acariciará con el pie el ano y el perineo del hombre, zonas ambas muy erógenas. El hombre podrá acariciar el clítoris y los senos de su pareja.

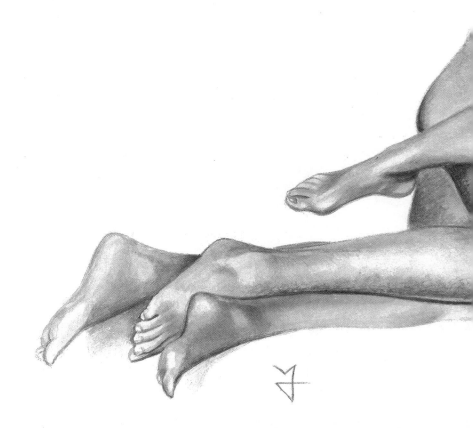

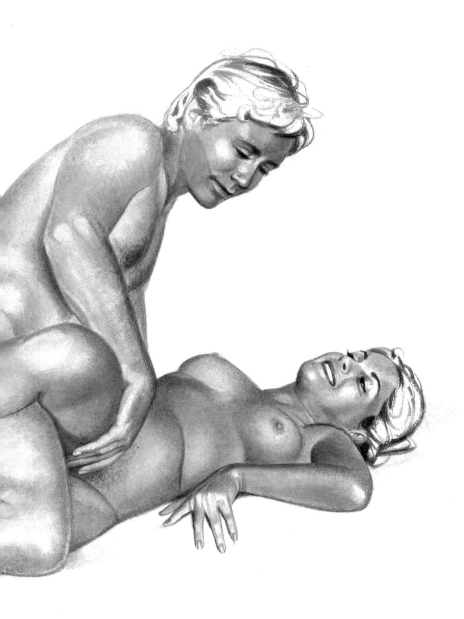

La mimosa

El hombre está sentado, apoyado en unas almohadas. La mujer le vuelve la espalda y está sentada sobre él, empalándose en el sexo del hombre. En esta posición la penetración es muy profunda. El hombre deberá conservar una mano libre para poder acariciar a su compañera.

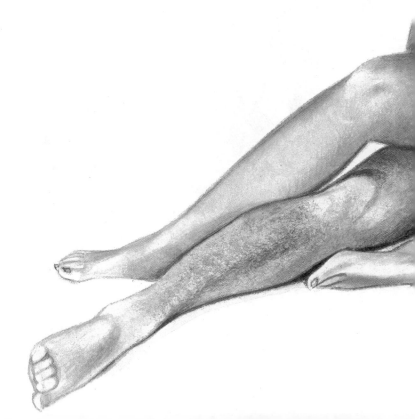

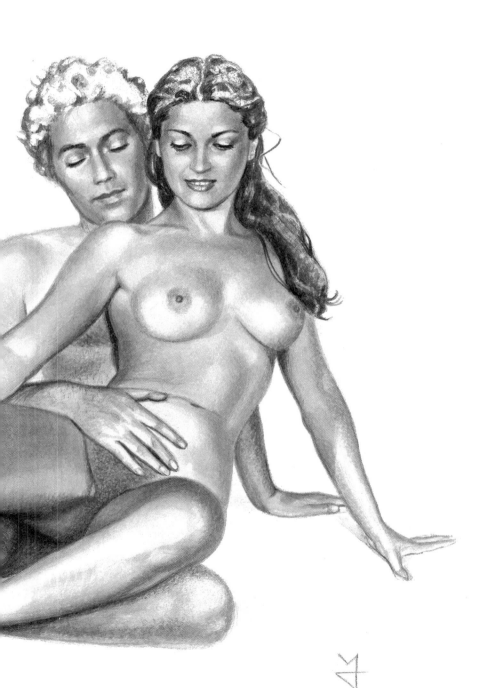

El cuerpo a cuerpo

El hombre está arrodillado, con las piernas abiertas. La mujer se sienta frente a él, con las piernas sobre los muslos del hombre, y se empala en el sexo de su pareja. Se enlazan estrechamente para intercambiar besos profundos. Es la mujer quien lleva el papel activo. Es una posición que combina ternura y sensualidad.

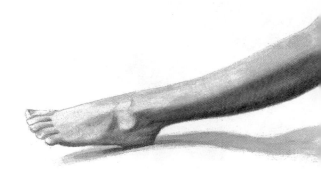

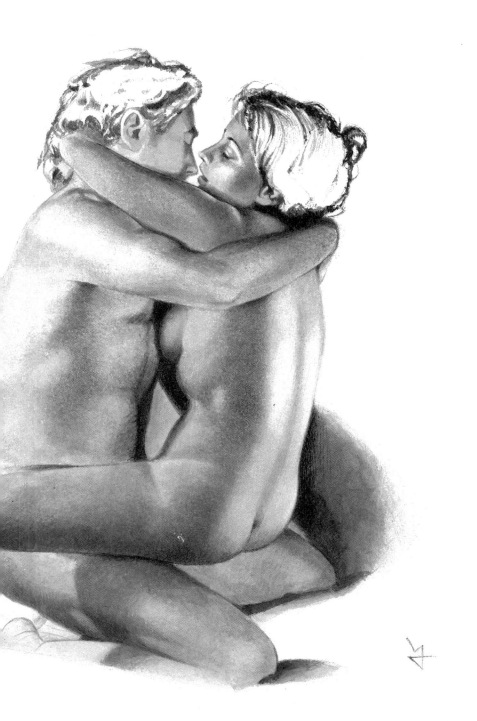

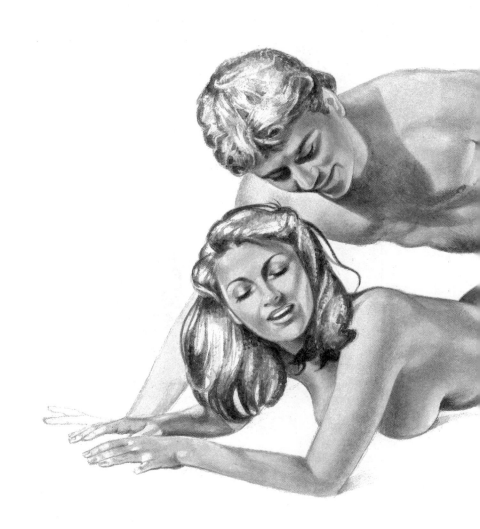

El toro

La mujer está tumbada boca abajo y se apoya sobre los codos, de espaldas a su pareja. El hombre, arrodillado, se apoya sobre un brazo, la cabalga y, con una mano sobre las caderas de ella, le hace ejecutar el movimiento de vaivén.

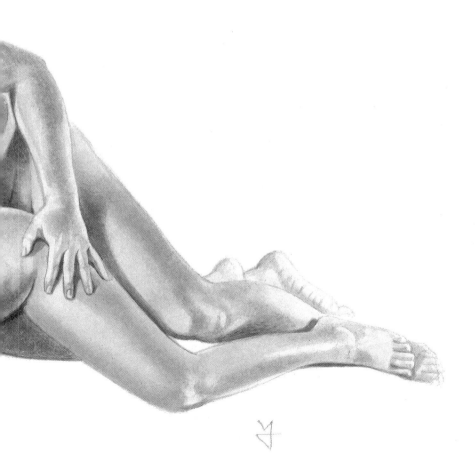

La trampa amorosa

El hombre está sentado, con la rodillas levantadas y la espalda apoyada en el cabezal de la cama. La mujer, arrodillada, se sienta sobre él, frente a frente, las manos sobre los hombros de él. El hombre junta las manos bajo sus rodillas para atrapar entre sus piernas las caderas de su pareja, dirigiendo así los movimientos del coito.

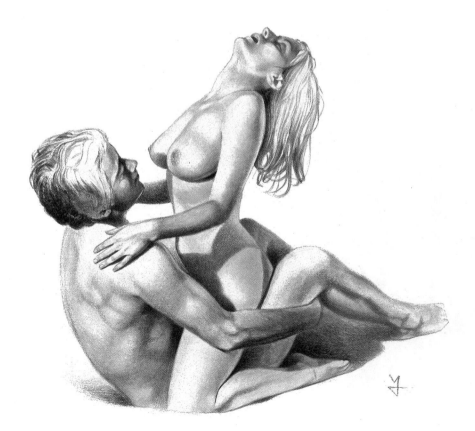

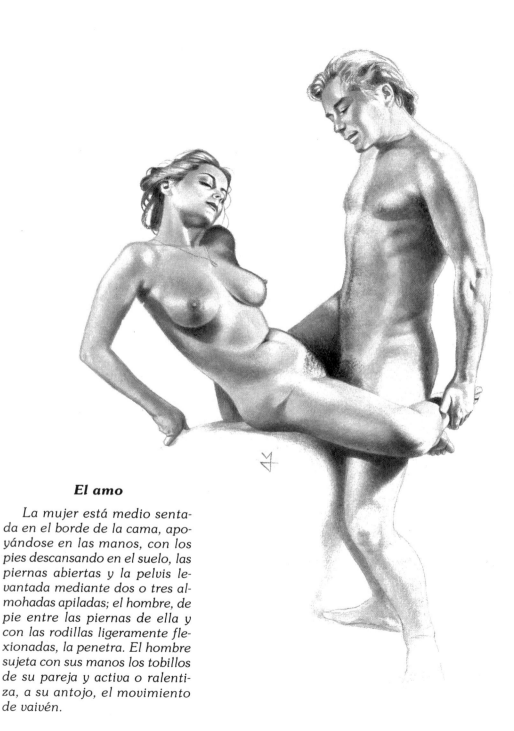

El amo

La mujer está medio sentada en el borde de la cama, apoyándose en las manos, con los
pies descansando en el suelo, las
piernas abiertas y la pelvis levantada mediante dos o tres almohadas apiladas; el hombre, de
pie entre las piernas de ella y
con las rodillas ligeramente fle-
xionadas, la penetra. El hombre
sujeta con sus manos los tobillos
de su pareja y activa o ralenti-
za, a su antojo, el movimiento
de vaivén.

La cabrita

La mujer se arrodilla en la cama y se apoya en los brazos. Abre las piernas. El hombre, con las rodillas dobladas y el busto erguido, se sitúa detrás de ella para penetrarla. Esta posición permite una penetración profunda. Es la mujer quien impone el ritmo del movimiento.

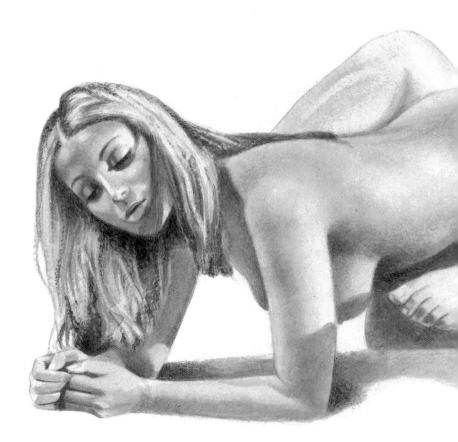

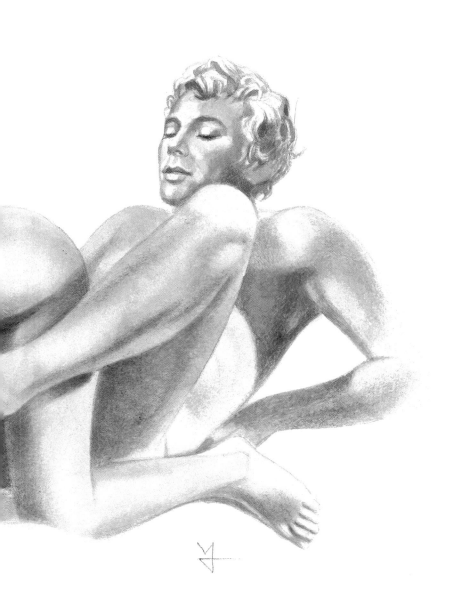

La puerta del paraíso

El hombre se arrodilla en la cama, apoyándose en las manos,
y se inclina sobre la mujer, tendida. Ella está con las rodillas dobladas y las piernas alrededor del talle de su pareja; le quedan las
manos libres para acariciar sus senos o los del hombre.

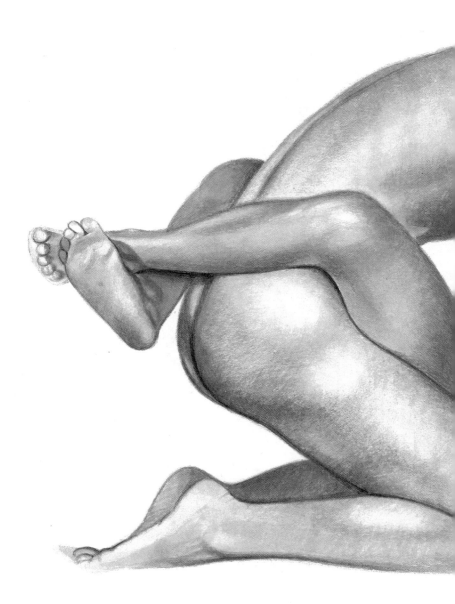

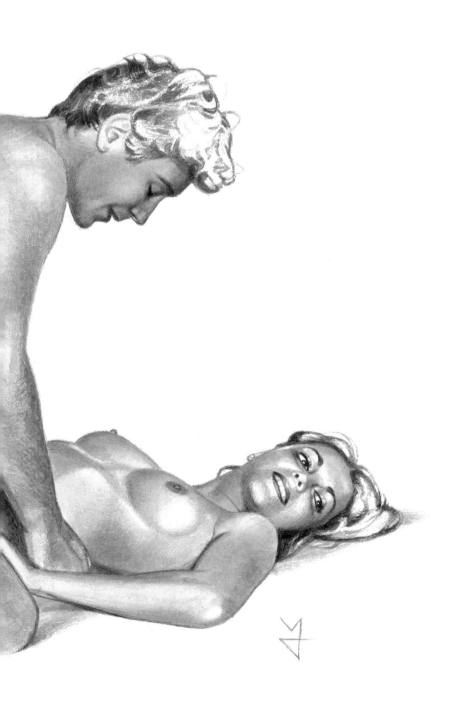

La tropical

El hombre está tendido boca arriba en una cama estrecha, con los brazos a lo largo del cuerpo. La mujer se pone a caballo sobre él, con las piernas colgando a uno y a otro lado de las caderas del hombre, dobla el busto y coge con las manos los pies de su pareja. Él le levanta las piernas y la grupa para modular a su antojo los movimientos de vaivén. Ella le acaricia las plantas de los pies y los dedos, zonas erógenas en muchos hombres. Esta posición, además de ser muy cómoda para el hombre, le permite ver en acción las nalgas de su compañera.

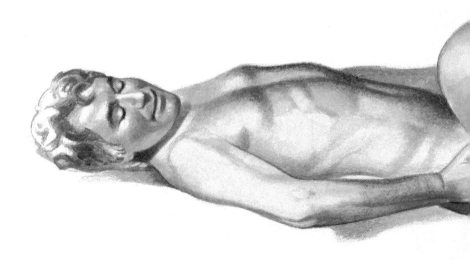

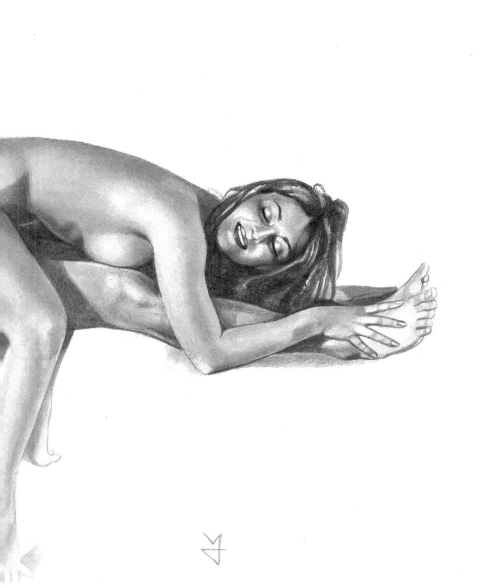

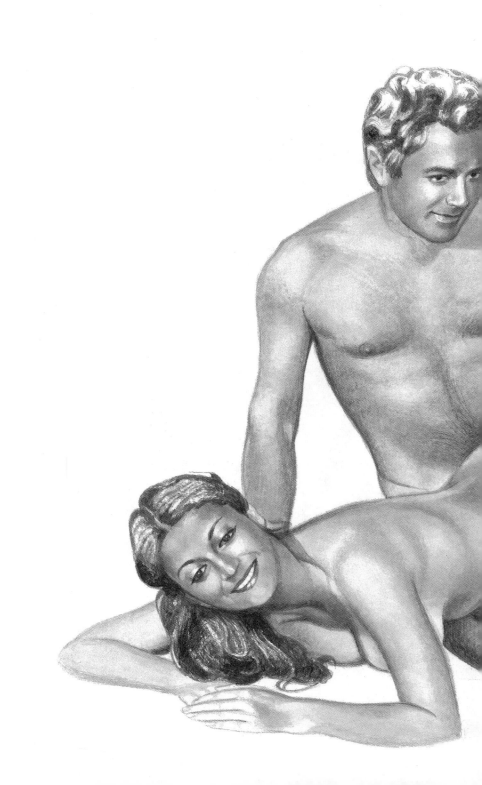

El pivote

El hombre se sienta sobre los talones, apoyándose en una mano. La mujer se pone atravesada sobre las rodillas de él, con las piernas abiertas. Él la penetra en esta posición. La pareja permanece primero sin moverse. El hombre la acaricia con la mano libre hasta el límite extremo de la excitación. A partir de ahí la mujer alza rítmicamente sus caderas en movimientos muy lentos. Es una posición que permite una penetración muy profunda y conviene aquellos hombres cuyo sexo posee una longitud que puede inquietar a algunas de sus compañeras.

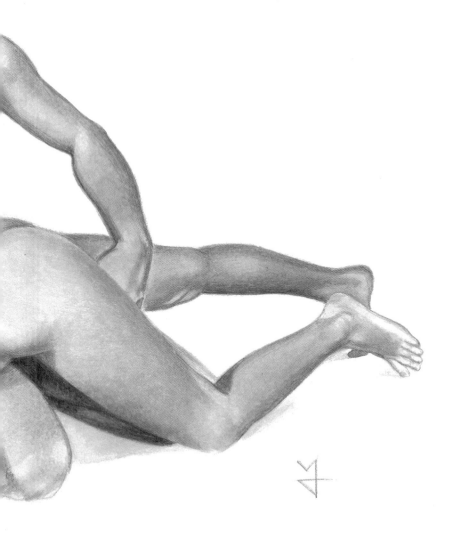

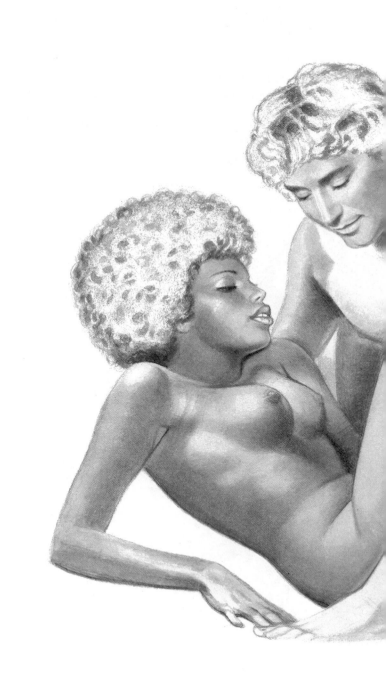

La doble cabalgada

El hombre está sentado, con las piernas abiertas. La mujer, frente a él, apoyada en sus antebrazos, pasa sus piernas sobre las del hombre. Es él quien efectúa el movimiento de vaivén y ella permanece inmóvil. Es una posición en la cual cada uno de los miembros de la pareja puede seguir en el rostro del otro el ascenso del placer hasta el estallido del goce.

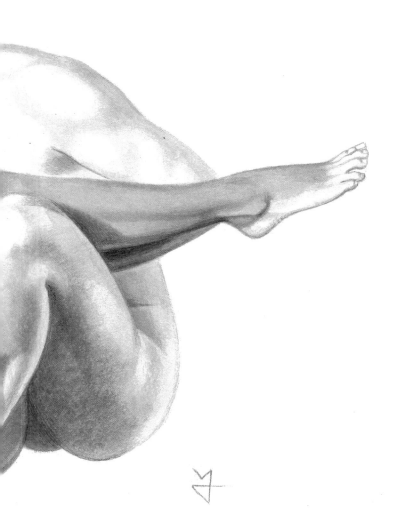

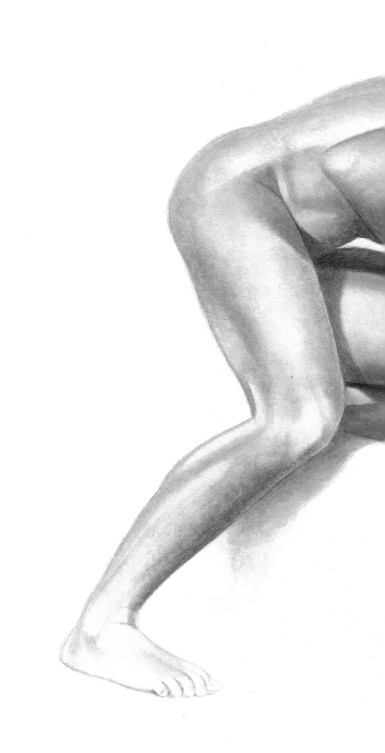

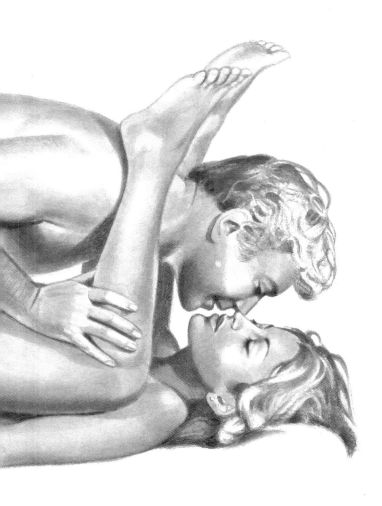

La sumisa

La mujer está en el borde de la cama. El hombre, frente a ella, con los pies en el suelo, le levanta las piernas hasta llevarlas contra el busto y las mantiene así, presionando contra el pliegue de las rodillas. Los tobillos de ella quedan sobre los hombros de él. Flexionando las rodillas, él penetra a su compañera y efectúa los movimientos de vaivén. Esta posición, que exige una gran agilidad en la mujer, permite una penetración muy profunda.

La báscula

El hombre está tumbado de tal forma que solamente su espalda reposa sobre el lecho. Tiene las piernas dobladas, ampliamente abiertas, y los pies apoyados en el suelo. La mujer cabalga a su compañero. Los dos se sujetan mutuamente por los antebrazos y cada uno de ellos efectúa alternativamente un movimiento de vaivén. Esta posición conviene particularmente a una pareja joven, deportista, que busque variaciones amorosas siempre nuevas.

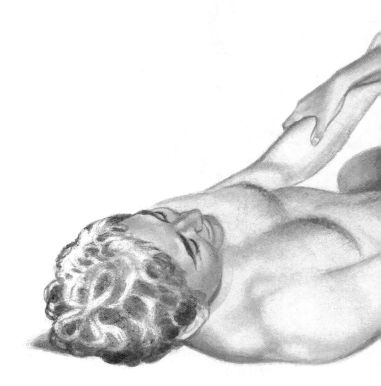

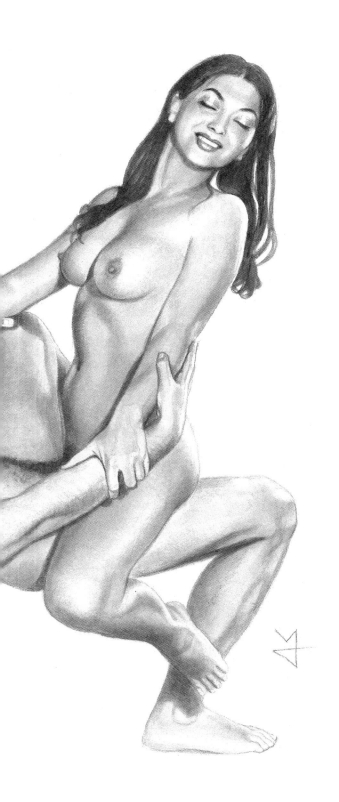

La mariposa

El hombre está sentado en el borde de la cama. La mujer se sienta sobre él y, con las piernas separadas, se empala en el sexo de su compañero. Con sus manos libres, ambos se acarician.

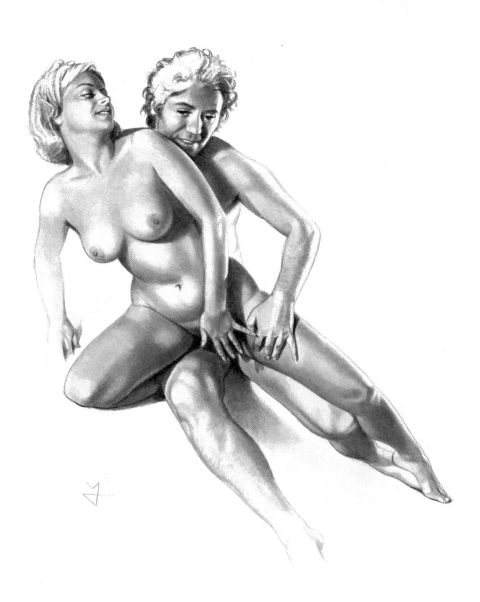

El cara a cara

El hombre y la mujer se arrodillan, frente a frente. La mujer pasa una rodilla entre las piernas de su compañero y levanta la rodilla de la otra pierna, apoyándose en el pie. La penetración se realiza en esta posición, sujetando el hombre a la mujer por la cintura e imponiendo así los movimientos de vaivén.

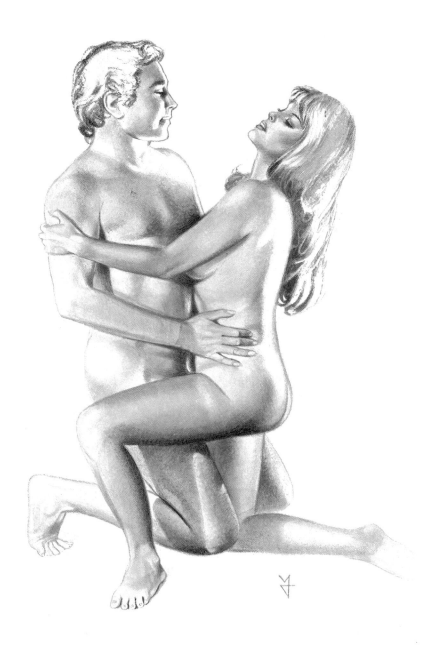

La cómplice

Él y ella están tumbados de costado, la mujer volviéndole la espalda al hombre. Él le levanta una pierna para pasarla por encima de la suya y la penetra en esta posición, lo cual le permite además acariciar con su boca y su lengua la nuca y las orejas de su compañera.

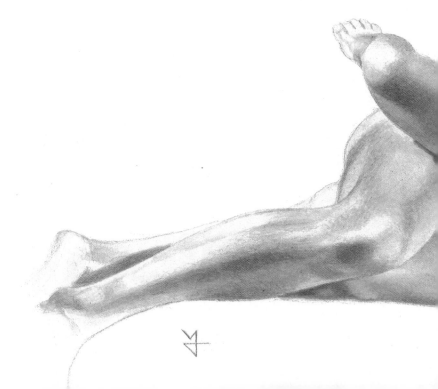

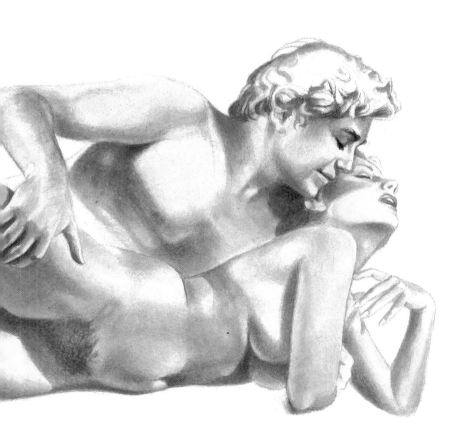

El dulce abandono

La mujer está tendida boca arriba, con la cabeza apoyada en el antebrazo del hombre, instalado a su lado. Ella tiene sus piernas pasadas por encima de las del hombre, quien la penetra en esta posición de abandono acariciándole todo el cuerpo. Son numerosas las mujeres a las cuales las caricias les proporcionan goces más intensos que el acto sexual en sí mismo.

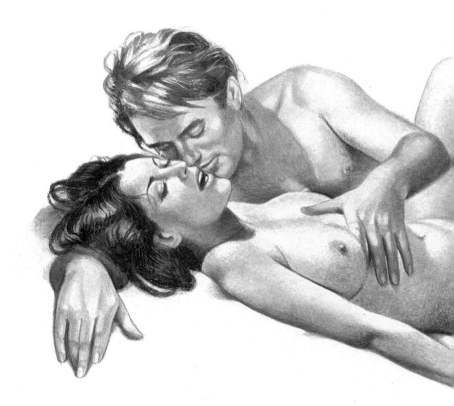

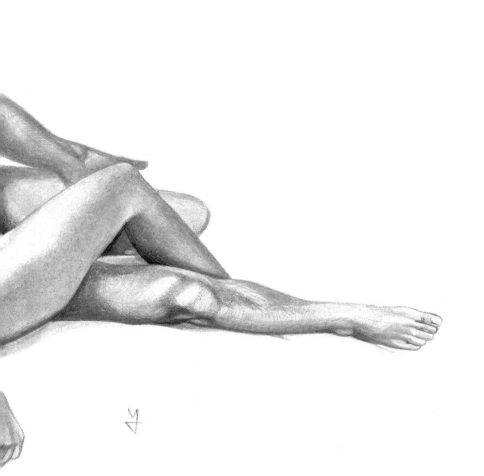

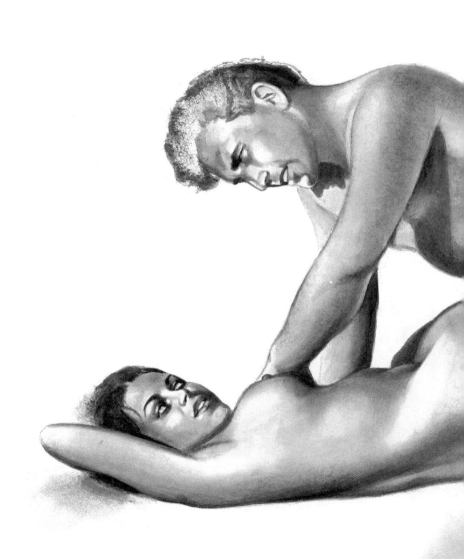

El torbellino

La mujer está tumbada de espaldas, en el borde del lecho, y el hombre arrodillado en el suelo. La mujer hace girar sus caderas y se ofrece a la penetración del hombre, quien, inclinado sobre ella, le puede acariciar los senos.

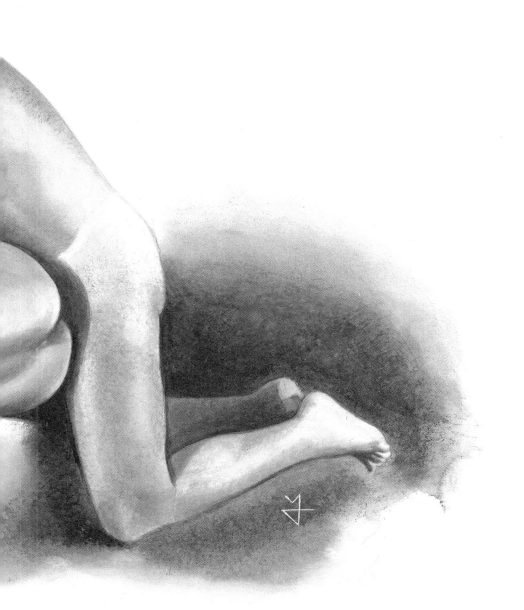

El barco

El hombre está sentado, con la espalda apoyada y las piernas ligeramente dobladas y abiertas. La mujer se coloca entre las piernas de su compañero, pasa sus piernas sobre las de él y se empala en su sexo. Ella se apoya en las manos mientras el hombre activa el movimiento de vaivén sujetándola por el talle. El hombre, dirigiendo el coito de esta forma, experimenta una sensación de poder.

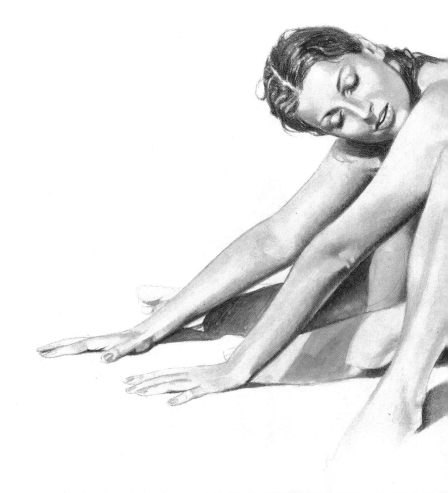

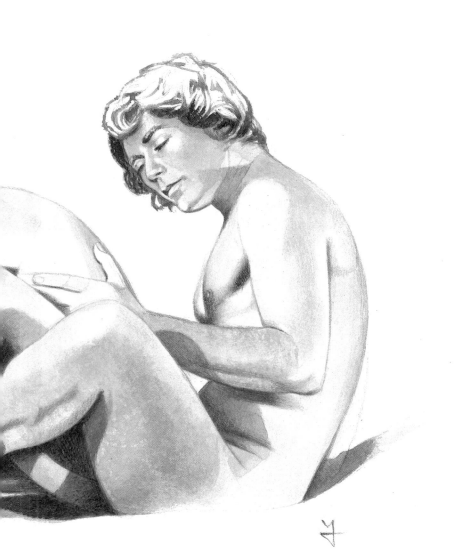

El doble juego

Él y ella están tumbados de costado en sentido inverso. En esta posición la mujer es penetrada en profundidad. Esta postura presenta la ventaja de no resultar cansada.

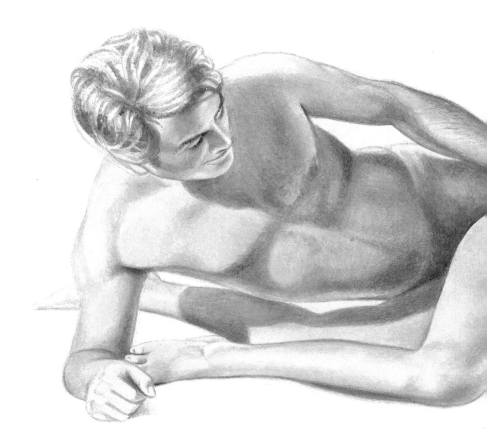

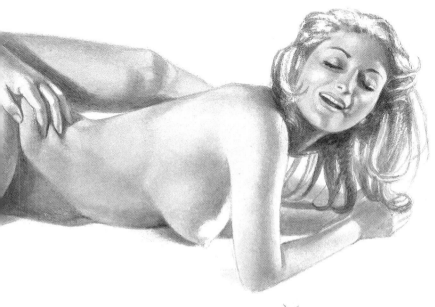

El afecto compartido

Ella está tendida de espaldas, con los brazos estirados a lo largo del cuerpo. Arrodillado, él le levanta las piernas y se las mantiene alzadas. El hombre se apoya en un brazo y efectúa el vaivén, suavemente primero, a un ritmo más vivo después. En esta posición cada miembro de la pareja puede seguir la ascensión del placer en el rostro del otro.

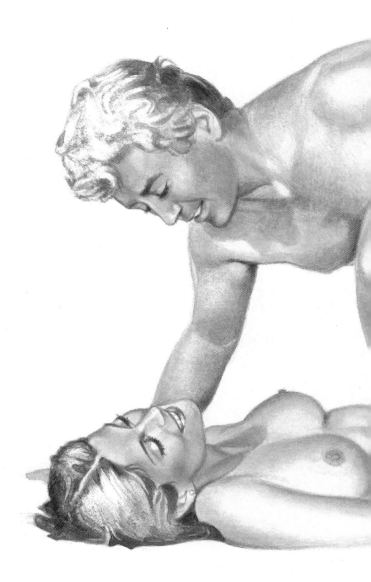

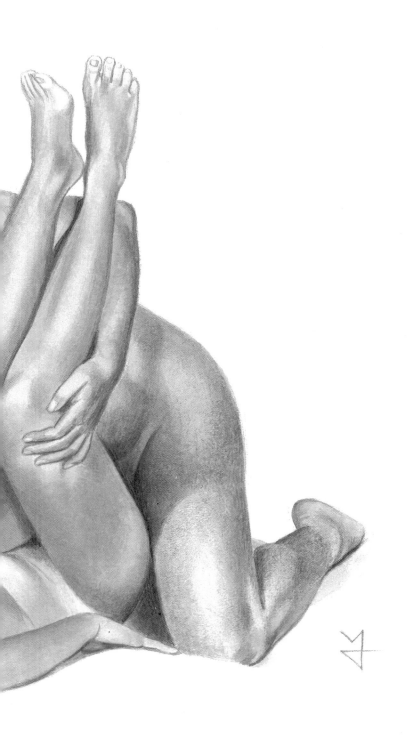

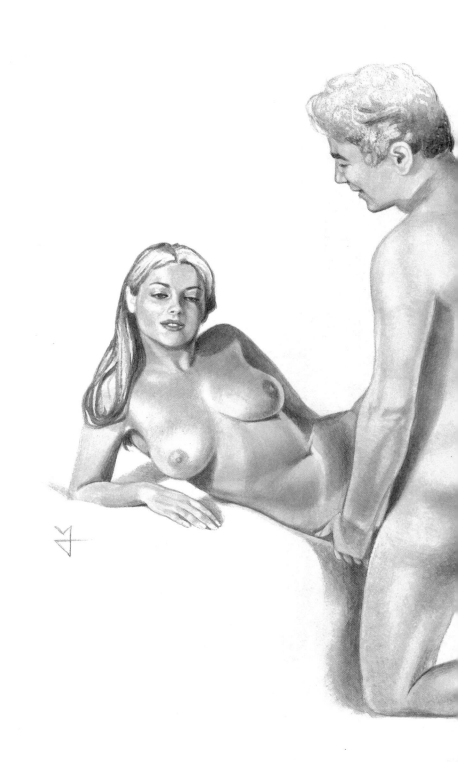

El gran estremecimiento

Con el busto apoyado en un codo, la cadera en el borde de la cama y una pierna levantada, la mujer se ofrece al hombre. Èste, arrodillado, la cabalga por encima de su pierna al tiempo que le sostiene la cadera. El contacto es así muy estrecho y excitante.

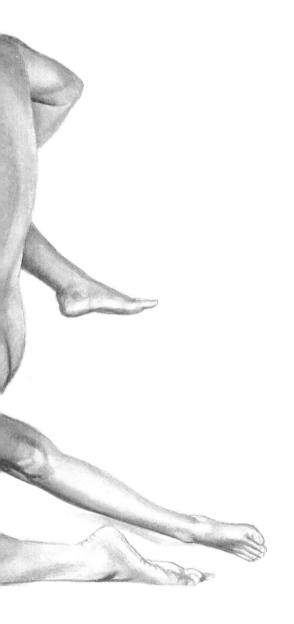

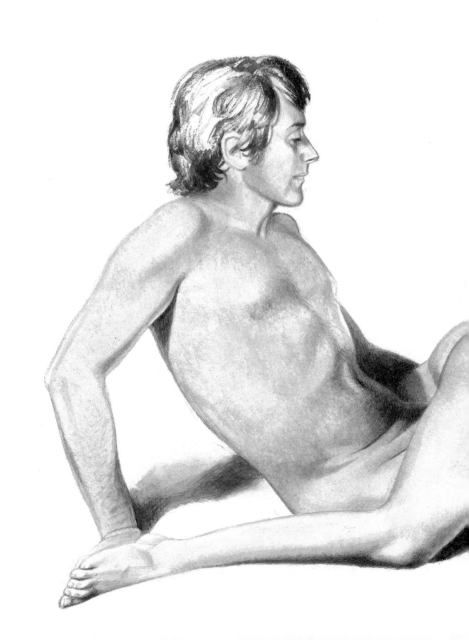

La amazona

El hombre se sienta, con el busto alzado, apoyándose en las manos y con las piernas estiradas. La mujer le cabalga dándole la espalda. Ella se apoya también en las manos y, flexionando y estirando alternativamente los brazos, ejecuta el movimiento de vaivén. En esta posición, es ella quien lleva el control del coito.

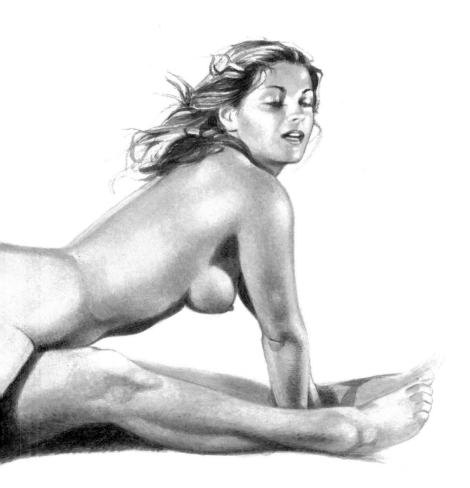

La flor abierta

El hombre está tumbado de costado, con el busto medio erguido. La mujer le cabalga dándole la espalda. Él puede así acariciarle las nalgas durante el coito, del cual ella dirige el ritmo a su antojo.

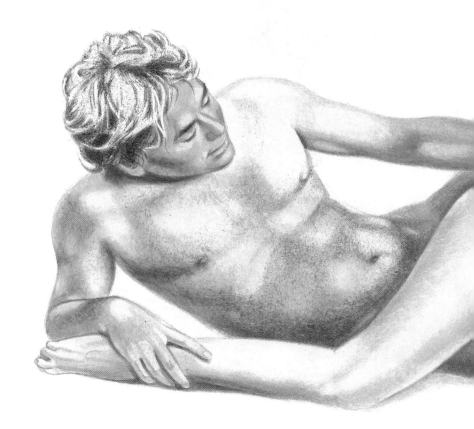

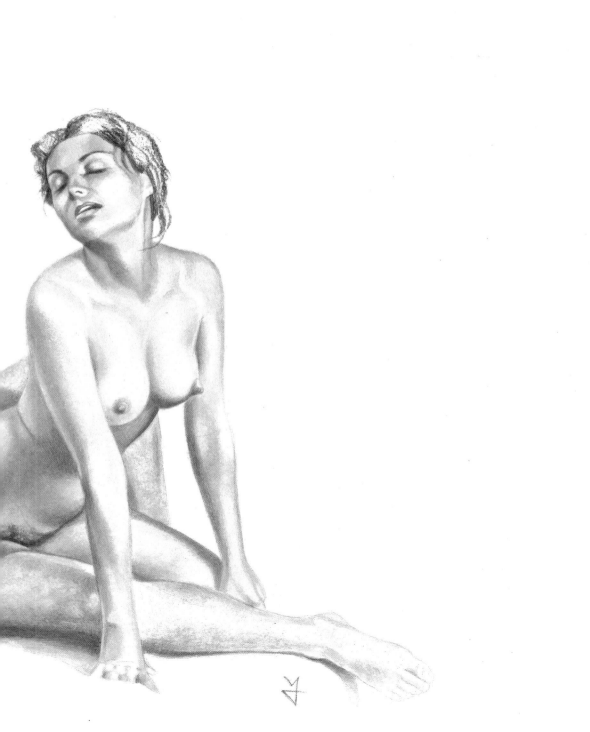

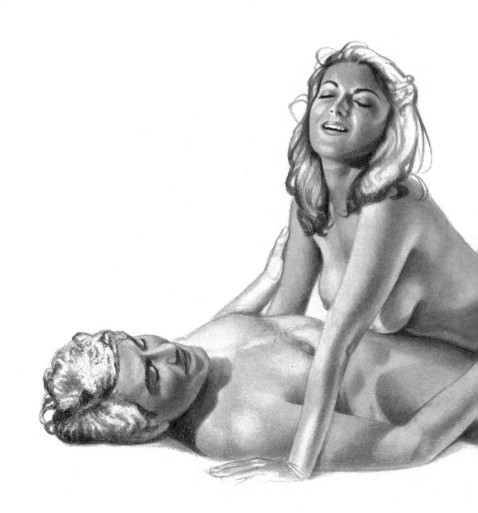

El largo recorrido

El hombre está tendido cuan largo es, con las piernas abiertas.
La mujer se coloca sobre él, apoyándose en los brazos. Él activa o
aminora el movimiento tomando a su compañera por las caderas.
Es una posición que no exige ningún esfuerzo y permite hacer durar el acto sexual.

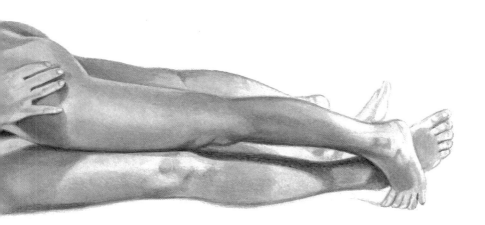

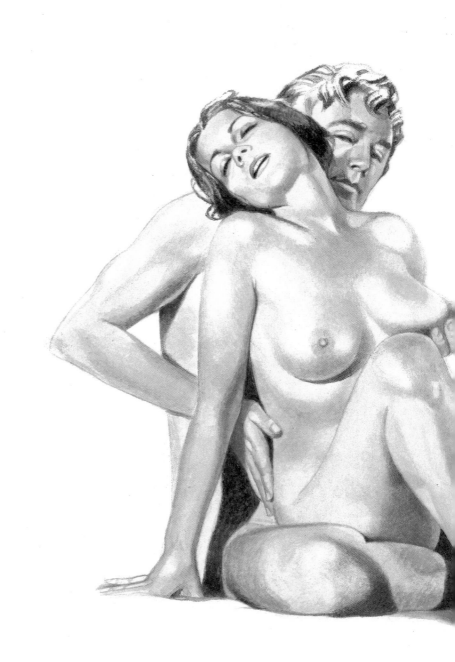

Las olas marinas

El hombre está sentado, con las piernas abiertas. La mujer se empala sobre él, con la espalda apoyada contra su busto. En esta posición, el hombre puede acariciar los senos y la vulva de su pareja. Es ella quien, apoyándose en las manos, alza su pelvis para efectuar el vaivén.

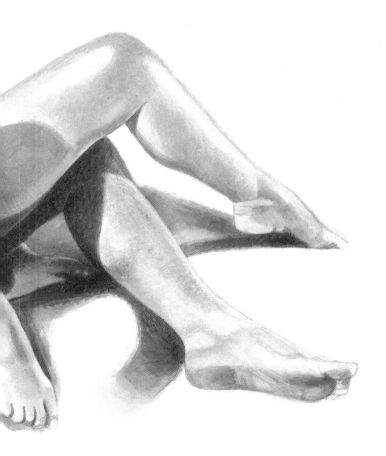

La obertura

Él y ella se arrodillan el uno detrás del otro. El hombre levanta una pierna de ella y así la mujer puede apoyar su muslo sobre el del hombre. De esta forma la penetración es profunda, pero la posición, que se vuelve rápidamente inestable, no puede mantenerse mucho rato. Esta postura podrá constituir el primer acto de una sesión amorosa, la cual se proseguirá con posiciones más clásicas.

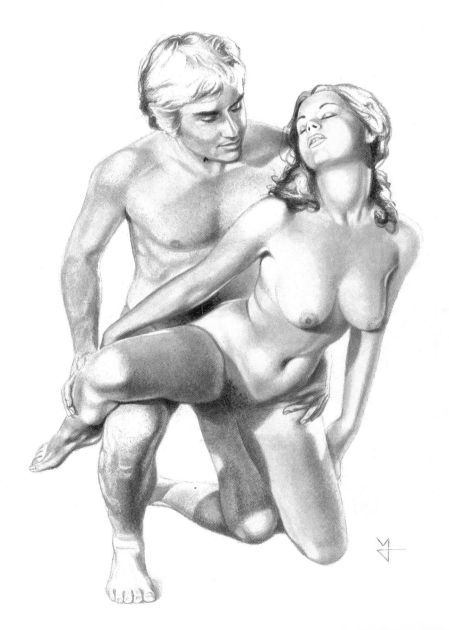

La conversación

El hombre está sentado y se apoya en las manos. La mujer se sienta sobre él, cabalgándole de frente. En esta posición ella puede acariciarle la nuca y las orejas, zonas muy erógenas, y él puede, inclinando la cabeza, acariciar con la lengua los senos de la mujer.

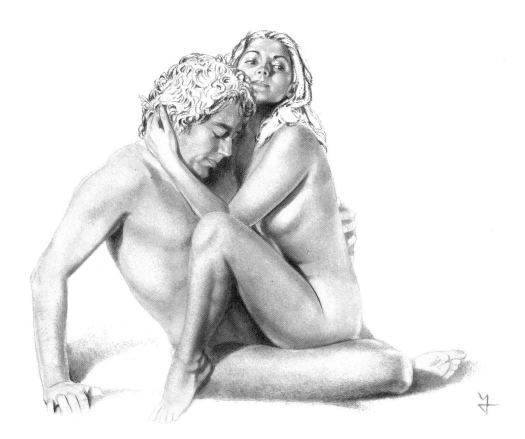

El ama

El hombre está tendido, con el busto ligeramente alzado mediante unos cojines. La mujer le cabalga de frente. Es ella quien
mueve la pelvis, modulando el ritmo del coito.

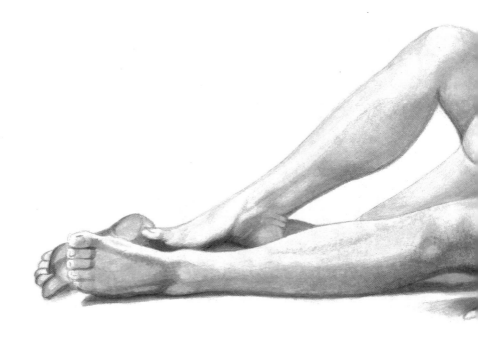

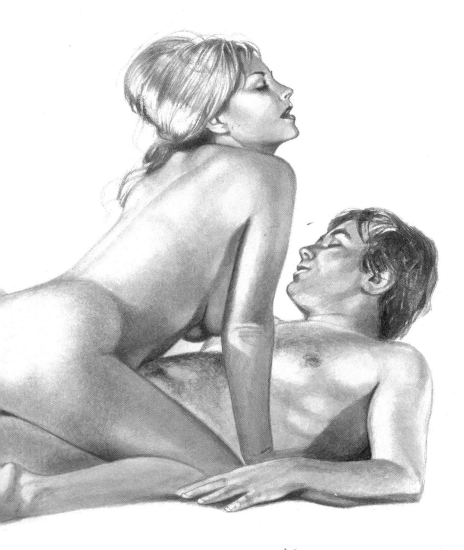

Los fuegos artificiales

Los dos miembros de la pareja están de costado, con las piernas replegadas, y se «encajan» el uno en el otro. Es una posición que permite al hombre acariciar las nalgas, el clítoris y los senos de la mujer.

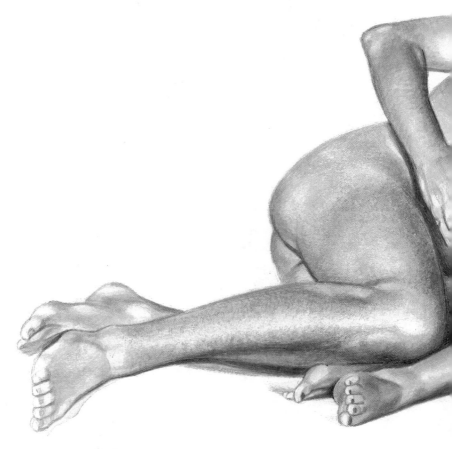

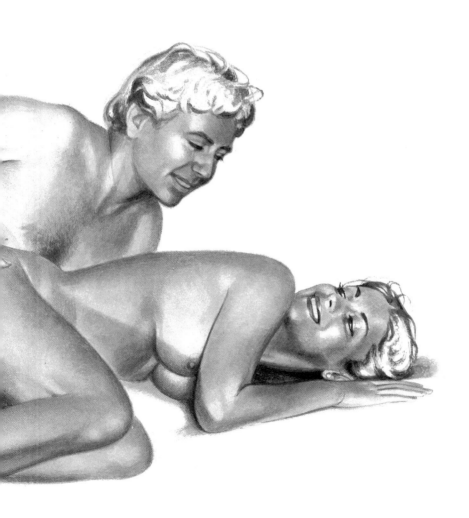

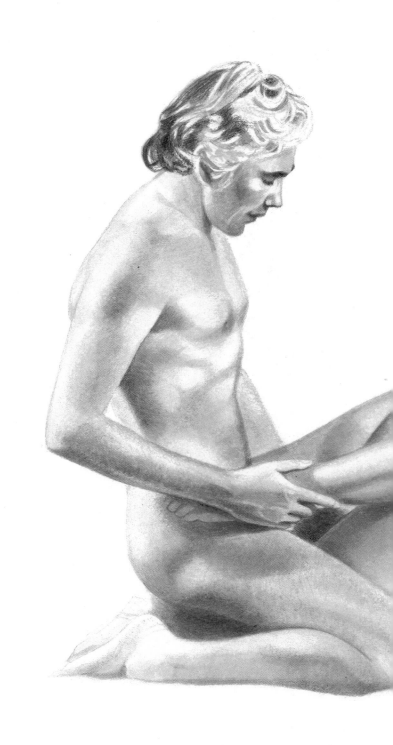

La posesión amorosa

El hombre está arrodillado y la mujer, tendida de espaldas, frente a él con las piernas dobladas. Él la penetra sujetándola por los tobillos. Ella puede así acariciarse los senos. Para una penetración más profunda, habrá que levantar con un cojín la pelvis de la mujer.

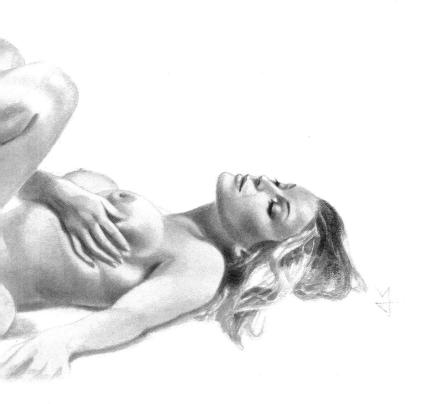

El baile íntimo

El hombre está tumbado de espaldas y la mujer, en cuclillas, le cabalga. Ella se apoya en las manos y mueve las caderas bajo el impulso de su compañero, quien la sujeta por las nalgas. Es una posición que exige una gran flexibilidad en la mujer.

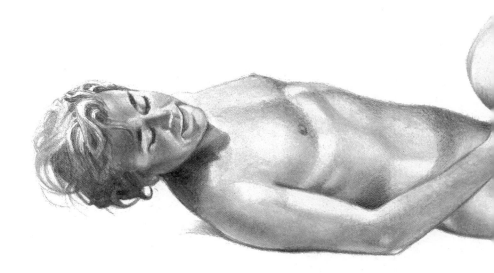

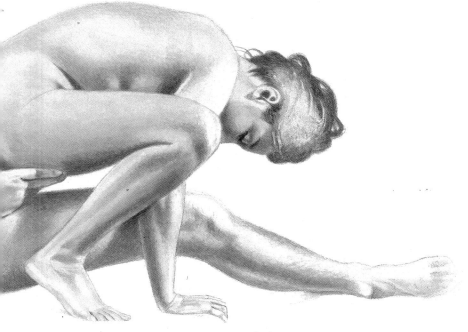

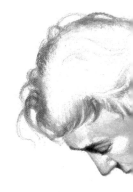

La geisha

La mujer, tumbada en el borde de la cama, presenta su sexo, de espaldas, al hombre arrodillado en el suelo. Él puede de esta forma acariciar todo el cuerpo de ella, desde la nuca hasta el surco de las nalgas, y asimismo los senos, el vientre y la vulva.

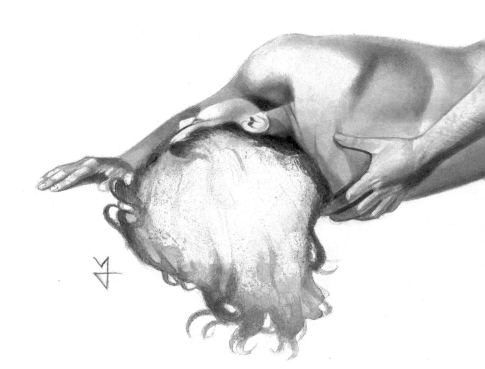

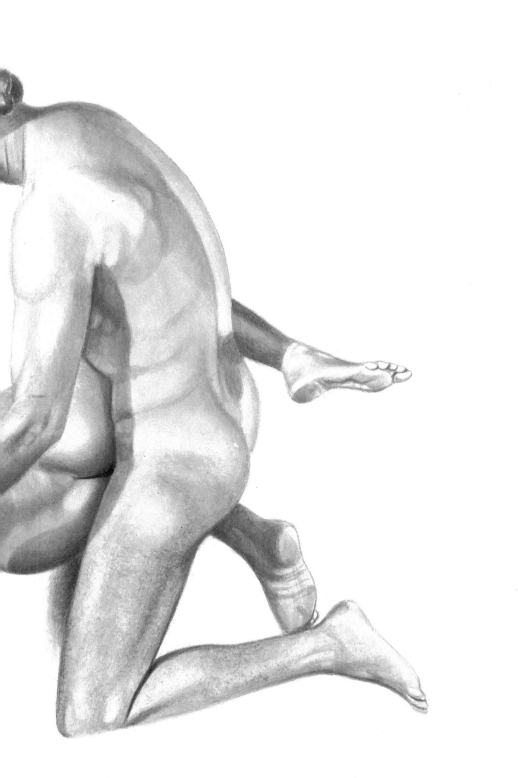

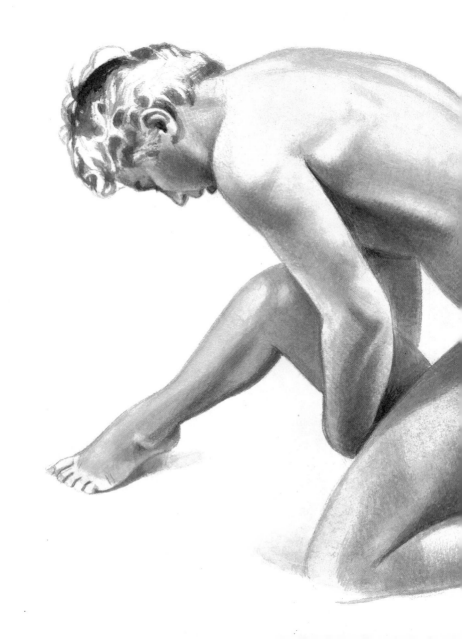

La cabalgada sensual

Ella está tumbada boca arriba, con una pierna doblada. Él la cabalga sobre esta pierna, de rodillas, mientras ella levanta la otra, la repliega y la apoya sobre la espalda del hombre, sujetando a éste por las caderas. El hombre rodea la pierna de la mujer entre sus brazos para mantener el equilibrio. En esta posición, es la mujer la que domina el coito: activando la pierna que tiene apoyada en las nalgas y la espalda del hombre, le hace ejecutar los movimientos de vaivén.

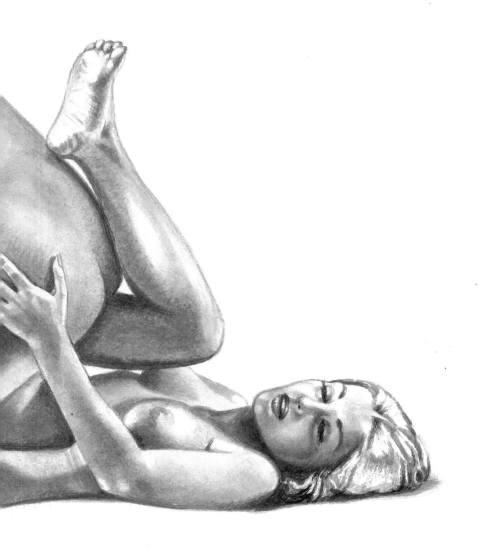

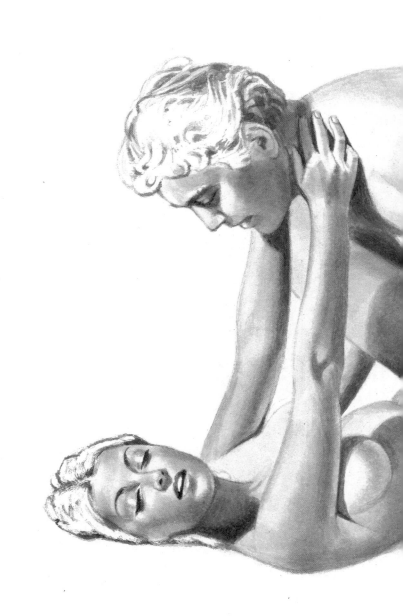

Abierta por completo

La mujer está boca arriba, con la pelvis alzada mediante unos cojines. El hombre se arrodilla entre sus piernas abiertas, que ella levanta para ponerlas apoyadas en los brazos de su compañero... La mujer tiende los brazos para atraerlo hacia sí. En esta posición, la penetración es profunda. Es el hombre quien desempeña el papel activo.

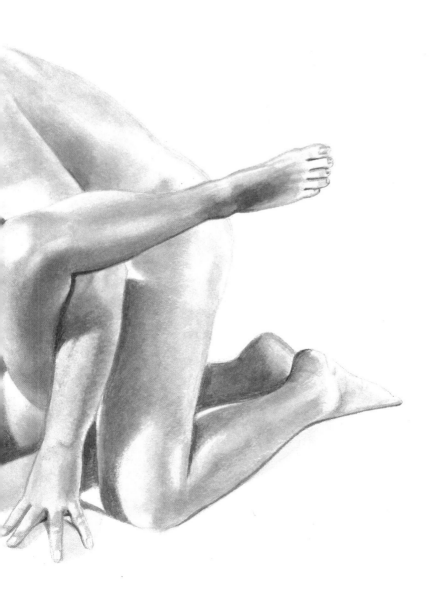

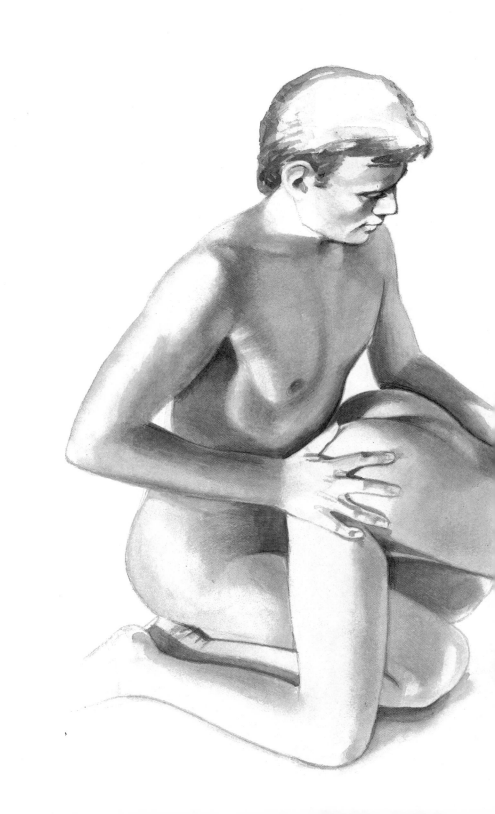

La ofrenda a lo «perrita»

La mujer está arrodillada y se apoya en manos y antebrazos, ofreciendo su grupa al hombre. Éste se arrodilla detrás de ella y la penetra, acariciándole la espalda y las nalgas.

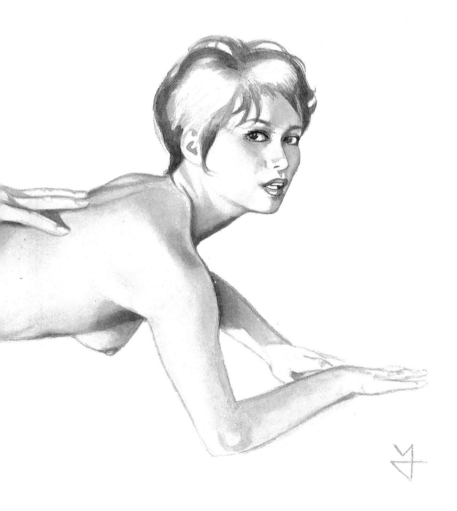

El amor tranquilo

El hombre está tumbado boca arriba. La mujer se tiende sobre él, con las piernas separadas. Ella alza el busto apoyándose en las manos. Él le acaricia la nuca, la espalda, la grupa. En esta posición, es la mujer la que representa el papel activo.

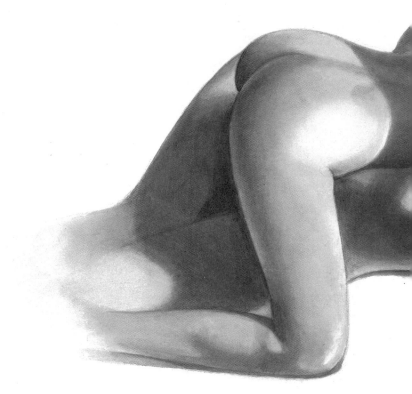

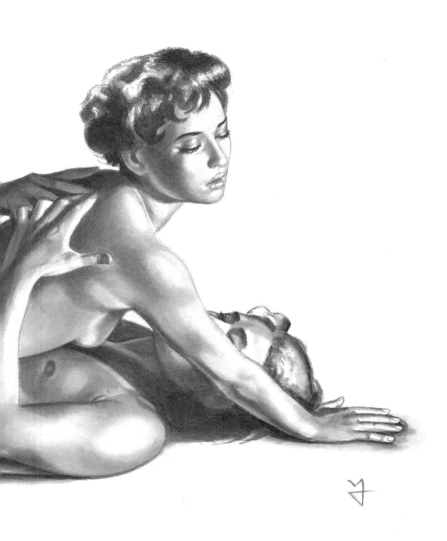

La gacela

Con la espalda ligeramente alzada por unos cojines, una pierna estirada y la otra levantada y doblada, el hombre recibe a la mujer entre sus piernas. Apoyándose en los brazos, que ella estira y flexiona alternativamente, la mujer efectúa el movimiento de vaivén mientras que el hombre la acaricia con su pierna levantada.

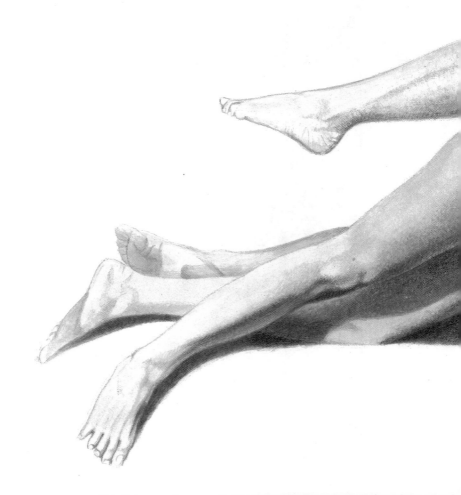

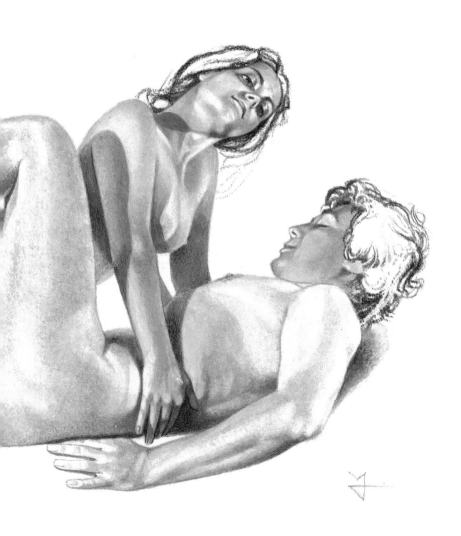

El frente a frente

Medio sentado y apoyándose en los codos, el hombre abre
sus piernas, sobre las cuales se sienta su compañera, frente a él.
El hombre la sujeta por los tobillos. Es ella la que mueve la pelvis,
controlando los movimientos del coito.

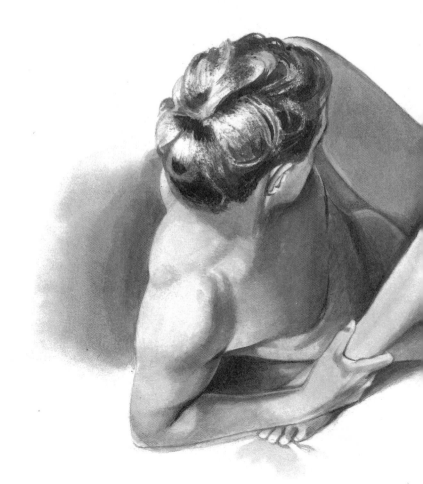

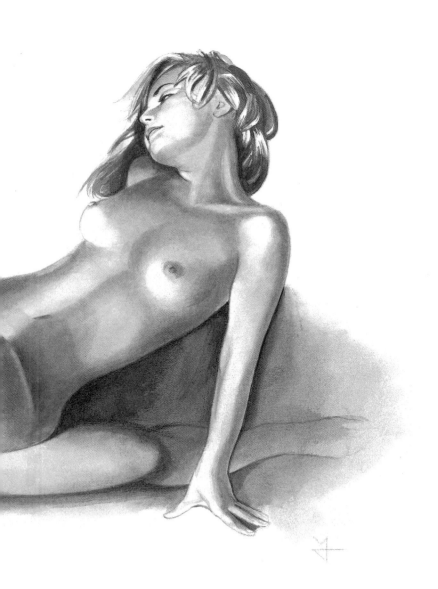

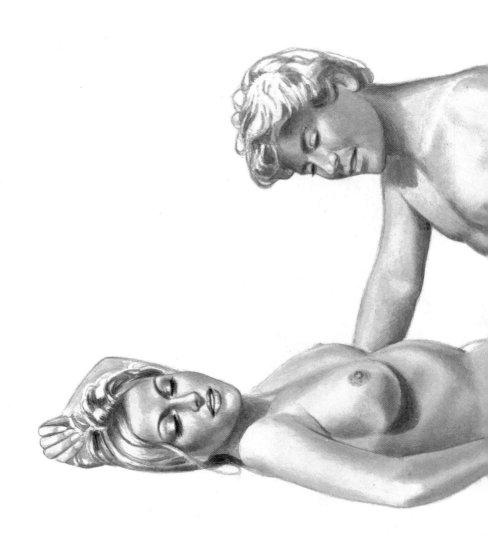

La caricia amorosa

La mujer está en el borde de la cama, boca arriba, con los pies apoyados en el suelo y las piernas abiertas. El hombre se arrodilla entre sus piernas y puede, con su mano libre, acariciarle todo el cuerpo a ella.

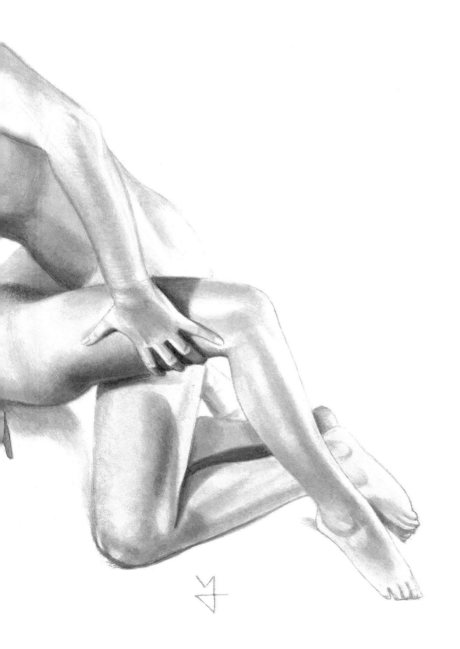

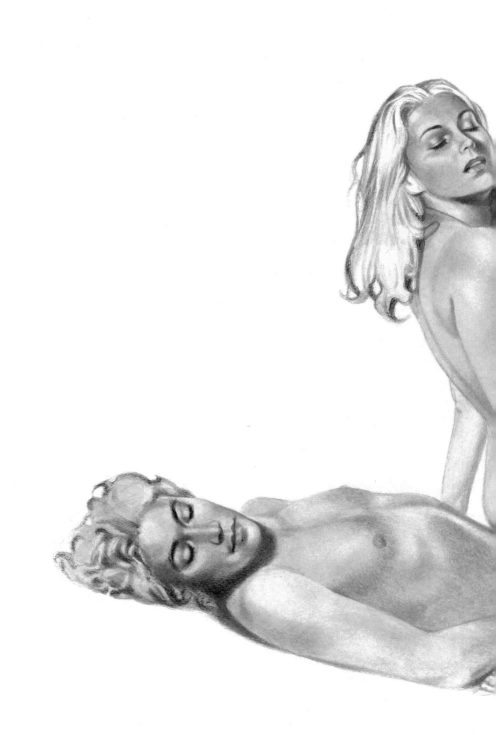

El prisionero

El hombre está tumbado boca arriba. Ella le cabalga volviéndole la espalda, se sujeta en las muñecas de él y alza la pelvis con
movimientos alternados. Es la mujer quien posee el perfecto dominio del coito.

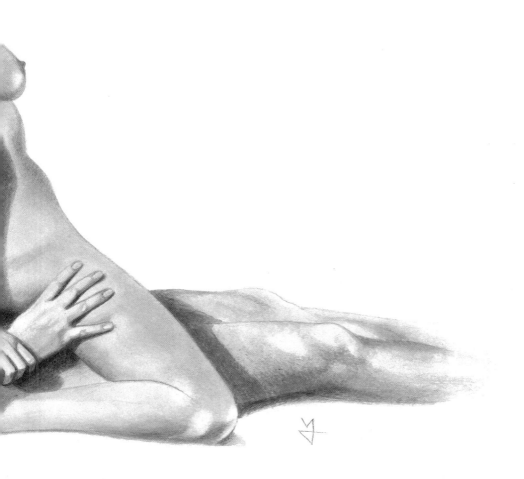

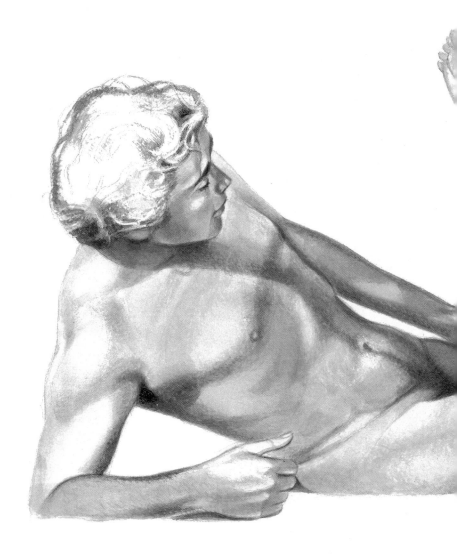

La ofrenda

El hombre está sentado en el borde de la cama, apoyándose en un codo, con las piernas abiertas. La mujer, con las piernas subidas y las rodillas dobladas, se ofrece a su compañero. Es una posición para el inicio del coito. Después, el hombre y la mujer se estiran por completo.

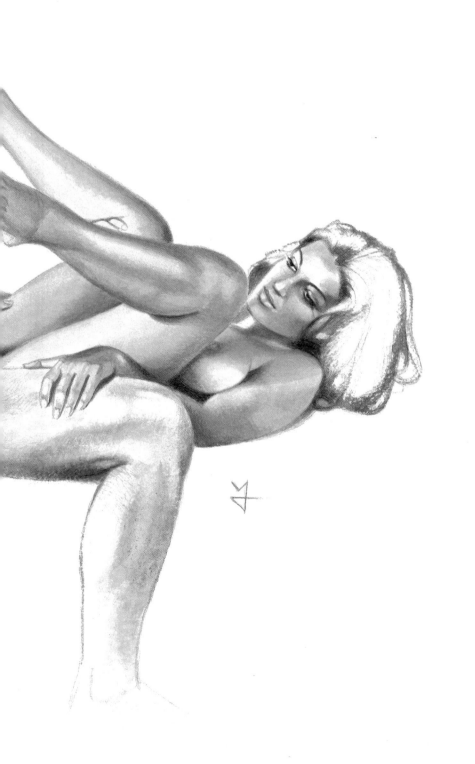

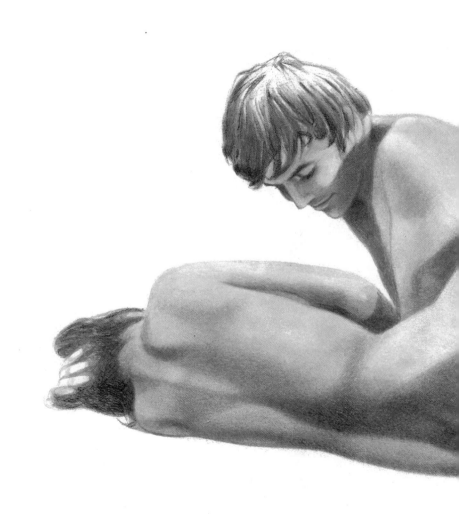

Las tijeras

La mujer está tendida de costado, con el hombre entre sus piernas abiertas y apoyadas en los muslos de su compañero.

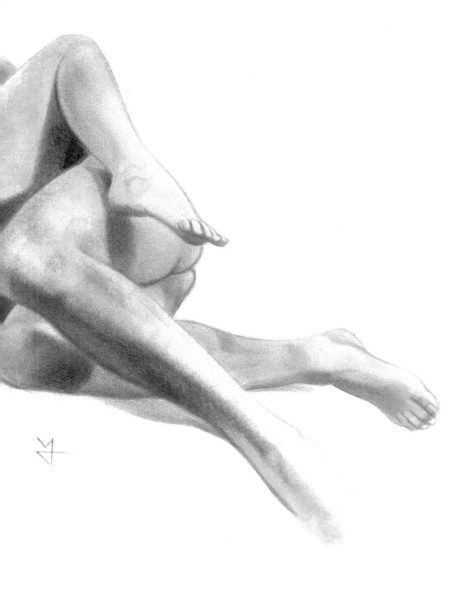

Las manos libres

Él está tendido boca arriba, con las rodillas alzadas y las piernas abiertas. Ella se empala en él, dándole la espalda y apoyándose en los brazos. El hombre tiene las manos libres para acariciarle los senos.

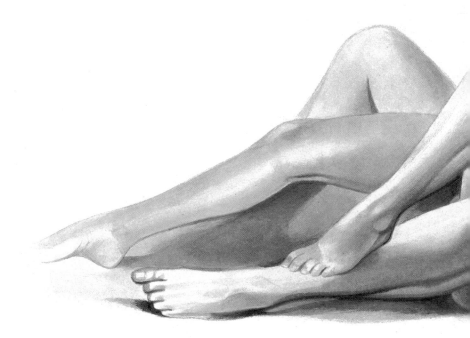

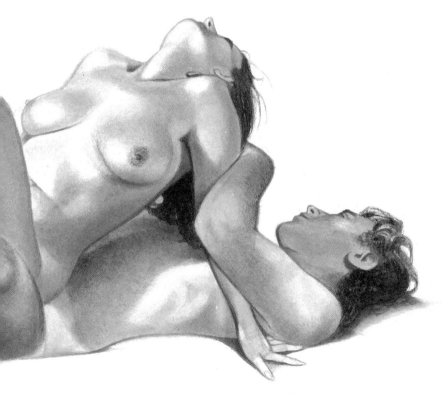

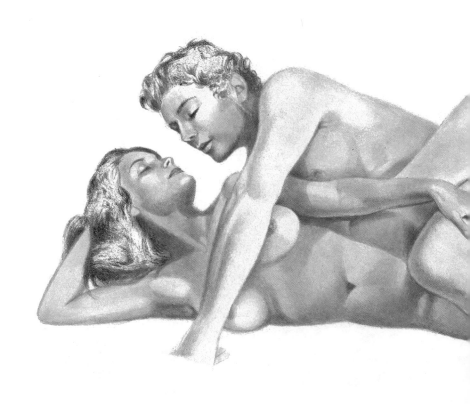

La perezosa

La mujer está tendida de costado, apoyándose en el codo. Él la cabalga. Es él quien efectúa los movimientos del coito. En esta posición, la penetración no es muy profunda, pero en compensación las sensaciones de contacto son muy excitantes.

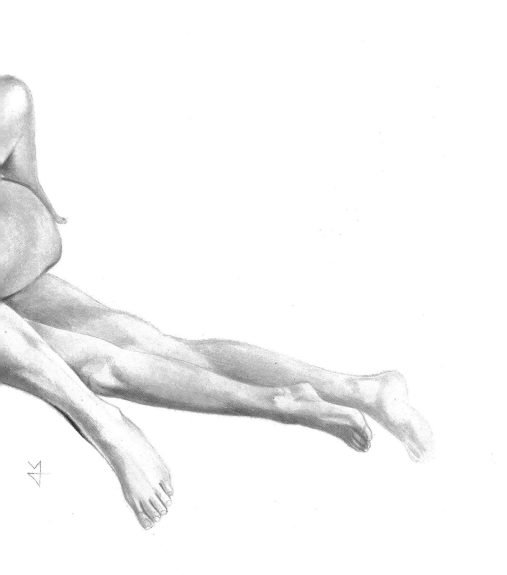

3. El saber hacer amoroso

*De la realización del entendimiento erótico a la plenitud
sensual; las bases de la felicidad de la pareja.*

EL PRELUDIO: LA INTIMIDAD DE LOS CUERPOS

Es la sesión amorosa que precede a la relación sexual, hecha de besos, de
abrazos, de toques, de palabras susurradas, de mil y una caricias que exacerban
el deseo y abren las puertas del placer.

Citemos esta frase del doctor Jacques Waynberg: «Simplificando al extremo, la
sexualidad pasa por cuatro fases sucesivas a lo largo de una relación amorosa:
la seducción, la caricia y el beso, el acto de desnudarse y la búsqueda del orgasmo». Dos de estas fases, la de la caricia y el beso, seguida de la del acto de desnudarse, constituyen el preludio. Cada cual lo vive según su sensualidad, su edad
y la calidad de sus lazos afectivos con el otro.

La sensualidad, que es el patrimonio de toda persona inclinada hacia el placer
de los sentidos, está más o menos presente en todos los individuos, lo mismo se
trate de hombres que de mujeres. Sin embargo la sensualidad existe en todos los
seres, incluso aunque no se manifieste, inhibida por ciertos prejuicios o por una
educación demasiado rígida. Es una «bella durmiente» que debe ser despertada a
partir de los primeros contactos adolescentes, para alcanzar su plenitud en la edad
adulta y prolongarse a lo largo de la edad madura. Despertar los sentidos y
aprender a satisfacer sus exigencias se convierte, con el paso del tiempo, en un
saber hacer precioso para la felicidad y la armonía de la pareja. El preludio es
un conjunto de gestos sensuales que aportan sensaciones voluptuosas, preparando los cuerpos para la unión y su éxito. Un hombre y una mujer que se aman sa-
brán siempre encontrar el tiempo necesario para el preludio, incluso aunque les
pueda suceder a veces que, por juego o por las circunstancias, tengan que hacer
el amor de pie, a lo «húsar», en evocación de aquellos militares húngaros del siglo XVIII que, cabalgando de batalla en batalla, no tenían casi la posibilidad de satisfacer sus deseos en cómodos lechos de plumas, ni de perder tiempo desnudan-
do a su amante de unos instantes.

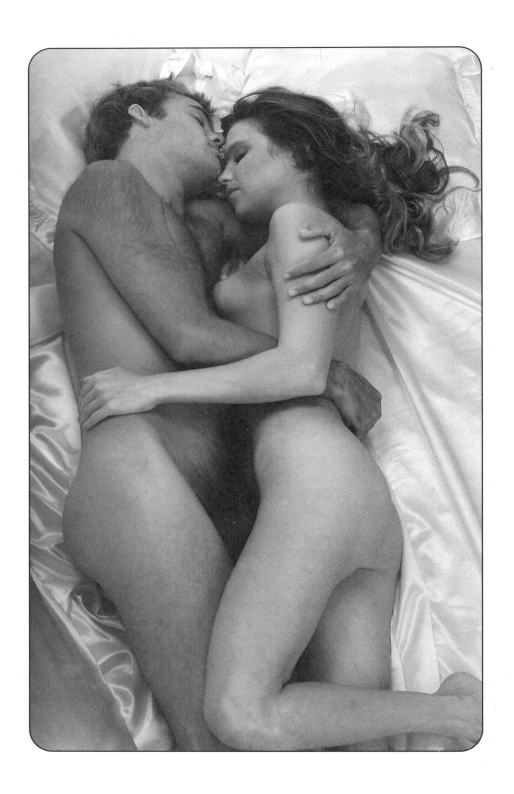

El preludio es sin duda un elemento esencial de la vida amorosa y erótica. Hemos dicho que cada cual lo vive según su edad, aludiendo por un lado a los ardores que los muy jóvenes no siempre son capaces de controlar y que les conducen rápidamente al orgasmo y, por otro lado, aludiendo al saber hacer que los amantes han adquirido con su experiencia. La calidad de los lazos afectivos interviene igualmente en esta sesión preparatoria de la relación sexual: el amor da el instinto de aquello que colmará al ser amado y, también, de aquello que pueda disgustarle; el amor verdadero aporta una tal comprensión del otro que ésta se extiende a todos sus deseos.

Para ilustrar nuestras palabras, tomemos el ejemplo de una pareja casada desde hace ocho años, Maud y Guillaume, cuyas edades respectivas son de veintinueve y treinta y tres años. Veamos cómo se desarrolla para ellos el preludio o, más bien, uno de sus preludios, pues no se trata de un ritual que obedezca a reglas establecidas, sino de un conjunto de gestos sensuales que pueden variar según el momento y la imaginación.

Tras el beso profundo, en plena boca, cuando las lenguas se entremezclan fogosamente, los labios de Guillaume se deslizan a lo largo del cuello de Maud y, sus dientes, con suavidad, le mordisquean el lóbulo de la oreja. Él está arrodillado detrás de ella, le pone las manos en los senos, le roza los pezones con la punta de los dedos y los siente hincharse, endurecerse. Las caricias se hacen más precisas; pellizcos en los pezones, titilamiento de la lengua, aspiración con la boca. Maud siente oleadas de calor en su bajo vientre, sus piernas se entreabren bajo los efectos del deseo, su sexo se pone húmedo para disponerse a recibir el del hombre.

Guillaume, ahora, recorre el cuerpo de Maud con su lengua, mientras que su mano se posa sobre el monte de Venus de la joven. Guillaume le abre los labios mayores, descubriendo el capullo del clítoris, y le prodiga una excitante masturbación. Maud se abandona al placer, no sin provocar el de Guillaume, cuyo pene roza antes de cogerlo firmemente con la mano. Ambos suspenden un instante estos voluptuosos intercambios para variar de posición. Maud se pone de costado para ofrecer a la vista y a las caricias de Guillaume su grupa y su espalda. Él sigue con sus uñas el hueco de la columna vertebral; su dedo se insinúa en la humedad del surco de las nalgas, provocando en Maud las más sensuales sensaciones. Maud, a su vez, va a llevar al punto álgido la excitación de su compañero besando apasionadamente su cuerpo, desde los dedos de los pies a los párpados, entreteniéndose en los puntos más sensibles: el interior de los muslos, el sexo, el ombligo, los pezones, las axilas. De estos juegos eróticos donde el amor se expresa con imaginación, cada cual goza sin freno hasta el instante maravilloso en que el deseo de Guillaume de penetrar a Maud, o el deseo de Maud de ser tomada por Guillaume, se imponen con tal violencia que los cuerpos de los amantes no forman sino uno para alcanzar el apogeo del placer.

Los trabajos de los sexólogos entre los años cincuenta y sesenta pusieron en evidencia el hecho de que las reacciones sexuales de la mujer son más lentas que las del hombre y de que ella necesita ser preparada para el goce mediante caricias preliminares. Si esta necesidad no es absoluta para el hombre, ello no quiere decir que sienta con el preludio menos placer que su compañera.

La sesión amorosa se desarrolla lo más frecuentemente en la intimidad de la habitación. Pero puede tener lugar en otras habitaciones de la casa, ante el fuego de la chimenea o sobre el sofá del salón, por ejemplo. Durante el buen tiempo, algunos aprecian el amor al aire libre, en un rincón de la naturaleza al abrigo de miradas indiscretas.

Cualesquiera que sean la hora y el lugar, el preludio comienza generalmente por besos profundos. Mientras las lenguas se juntan, las manos entran en acción entreabriendo las ropas, deslizándose sobre la piel desnuda, parándose en los puntos sensibles, la nuca, el ribete de la oreja, los senos. Pronto la boca toma el relevo a las manos para chupar, lamer las zonas erógenas. Las manos se activan para librar al cuerpo de sus vestidos, contorneando con la punta de los dedos el ombligo, descendiendo hasta el sexo, rozándolo primero con ligereza, después de forma más insistente. La masturbación recíproca y las caricias bucales sobre los órganos genitales crean entonces una excitación tan intensa que el hombre corre el riesgo de eyacular. Una pareja experimentada sabe reconocer el momento en que es preciso suspender las caricias para hacer bajar la tensión sexual. Si ambos son amantes principiantes, el hombre se mostrará atento a sus propias reacciones y no esperará llegar al punto de no retorno de la eyaculación para pasar de los preliminares al acto propiamente dicho.

Puede ocurrir que la mujer tenga uno o incluso varios orgasmos durante el transcurso del preludio. Esto no le impedirá gozar de nuevo cuando sea penetrada. La mujer, en efecto, tiene el privilegio de ser multiorgásmica, es decir, de tener varios orgasmos en el transcurso del preludio y de la relación, mientras que el hombre, después de haber eyaculado, no puede volver a empezar inmediatamente a hacer el amor.

Los sexólogos norteamericanos Masters y Johnson constataron que en el hombre tres eyaculaciones en una hora representan una hazaña, mientras que la mujer puede experimentar cinco o seis con toda normalidad en ese mismo lapso de tiempo. Estas diferencias se explican por las particularidades fisiológicas de cada sexo (véase, más adelante, el apartado «El orgasmo... y morir de placer»).

«Yo soy una mujer romántica −escribe la joven Judith−. Nuestro dormitorio conyugal es el reflejo de mis gustos; yo me siento maravillosamente bien cuando mi marido se me acerca para acariciarme y hacerme el amor. Y yo, la dulce Judith, en este decorado de cortinas de muselina, de opalinas preciosas, de maderas de las islas lejanas, no experimento placer durante el transcurso del preludio a no ser que Brice se muestre agresivo. Me gusta que me apremie un poco, que me dé algún cachetito e incluso que me pellizque. Yo le devuelvo sus caricias con toda ternura... Hacemos durar el preludio el mayor tiempo posible, deteniendo nuestros juegos de vez en cuando y quedándonos simplemente enlazados, boca contra boca.»

«Nos desvestimos mutuamente –cuenta Odette– y, desnudos, de pie el uno contra el otro, nos besamos apasionadamente. Después Edmond toca mis senos, titila las puntas, las besa con sus labios. Sus manos descienden a lo largo de mi cuerpo y sus dedos se pierden en mi sexo... Yo oigo su aliento jadeante. Le cojo el pene y lo froto contra mí. Estamos siempre de pie, pues es así como el preludio nos excita más.»

«El recorrido de las caricias lo programo yo –precisa Marie-Henriette–. Thibaut comienza por los senos, luego pasa a los labios de mi vulva y a continuación al clítoris. Su boca y sus dedos me proporcionan una excitación que va en aumento segundo a segundo. Cuando estoy al borde del orgasmo, me arranco de las caricias de Thibaut y a mi vez me ocupo de estimular cada centímetro cuadrado de su cuerpo, desde la raíz de los cabellos a la punta de los dedos de los pies. Ésta es nuestra gran sesión de preliminares amorosos, y nos entregamos a ella cuando el tiempo no nos apremia.»

Como ya hemos dicho, las mujeres tardan más en encenderse que los hombres. Para éstos, el placer del preludio se limita a algunas caricias, sobre todo entre los hombres de menos de cincuenta años. Pasada esta edad, la «puesta en marcha» dura más tiempo, de lo cual la pareja no suele quejarse ya que ello la beneficia con una mayor aportación de caricias. De cualquier modo, el hombre, aunque le satisfaga un preludio breve, siente un placer sensual provocando y viendo el placer de su compañera.

Armand, de treinta años, nos cuenta:
«Basta que mi mujer me toque el pene para que entre en erección, pero yo sé que Angèle no está preparada para el amor tan rápidamente. Al principio de nuestro matrimonio, yo no había comprendido esto todavía. Yo obedecía a mi deseo, convencido de que Angèle experimentaba lo mismo. Cuando constaté, después de varias veces, que ella no alcanzaba el goce, el orgasmo, me planteé algunas cuestiones y se las planteé también a un amigo médico. Él me explicó la fisiología y la psicología femeninas, la necesidad de preparar el cuerpo de la mujer antes de la penetración. Desde entonces, nuestra vida sexual ha cambiado, para mejor, y es una felicidad para mí leer en el rostro de Angèle el ascenso de la excitación.»

Albert, de cincuenta y ocho años, nos confía:
«Hace unos seis u ocho años yo entraba en erección sólo con que Amélie estimulase mi pene. Bastaban unos segundos. Ahora, son precisos varios minutos de toques, de caricias manuales o bucales de mi compañera para obtener una ri-

gidez satisfactoria. Amélie se presta de buen grado a estos juegos, que yo le devuelvo a mi vez, y pese a que haya entrado ya en la menopausia, su sexualidad permanece muy despierta gracias a un tratamiento hormonal que sigue desde hace diez años. He leído que las parejas dedican cada vez menos tiempo a los preludios, conforme van avanzando en edad. En mi opinión, cometen un error: se puede gozar de la plenitud sexual incluso en ese período de la vida que se llama la tercera edad. Mi mujer y yo somos la prueba.»

EL MASAJE SENSUAL: RELAJACIÓN Y EROTIZACIÓN

Las manos están vivas. Se mueven de acuerdo con la voluntad de su dueño y poseen un fabuloso poder de sensibilidad gracias a las múltiples terminaciones nerviosas que se hallan en ellas. Las manos representan un papel principal en la sensualidad: caricias ligeras o prolongadas, masajes que despiertan el deseo. El placer está en la punta de los dedos. Aprenda los gestos simples que distienden el cuerpo y lo preparan para el amor.

Para un masaje erótico eficaz, es preciso disponer de tiempo, aprovechando la calma de una velada o de un fin de semana. Cree un ambiente agradable, cálido, íntimo: luces tamizadas, música suave, velas perfumadas, una cama o un colchón en el suelo. Comiencen por tomar juntos una ducha o un baño, enjabonándose mutuamente todas las partes del cuerpo, secándolas luego, siempre mutuamente, con toallas esponjosas.

A algunas personas les gusta el secado «a la india», es decir, directamente con las manos, frotando uno el cuerpo de otro hasta que la piel esté seca. Esta manera de «secarse» a menudo constituye un juego excitante.

Se pasa a continuación al masaje propiamente dicho: hombre y mujer están desnudos. Uno de ellos va a ser el miembro activo y el otro el pasivo. Los papeles pueden invertirse en un segundo tiempo. Sin entrar en los detalles del método, que el lector puede hallar en libros especializados, el masaje cumple una doble función de relajación y de erotización del cuerpo, la cual será mutua puesto que el miembro pasivo pasará a ser activo para proporcionarle al otro las sensaciones que él mismo ha experimentado.

LAS CARICIAS MÁS ÍNTIMAS

A la vez tiernas y audaces, son aquéllas practicadas con la boca sobre los órganos sexuales. Se las llama caricias orales o bucogenitales. Fuente de infinitos

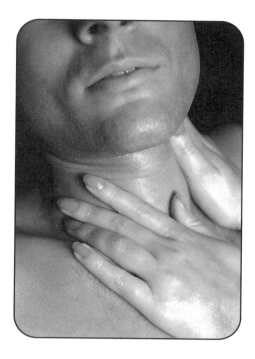

placeres, estas caricias forman parte de los juegos eróticos de parejas que ya estén unidas por una profunda complicidad.

La estimulación bucal del pene lleva el nombre sexológico de felación; la del hombre sobre el sexo femenino es el cunnilinguo.

Estas prácticas se remontan a la noche de los tiempos y han sido descritas por los grandes escritores eróticos, entre ellos Vatsyayana, el autor del *Kama sutra*, en el siglo IV, Sade, Verlaine, Henry Miller.

¿Se trata de caricias obscenas? A esta cuestión responderemos que, entre dos seres que se aman y quieren realizarse en una relación sexual intensa, la práctica de la felación o del cunnilinguo se desarrolla en la más estricta intimidad, lo cual nunca puede ser considerado como «obsceno». Una educación severa, basada en los tabúes, lleva a considerar los órganos sexuales como «sucios» y, en consecuencia, su contacto con la boca como «guarro». Ésta es una idea fundamentalmente falsa puesto que el pene y la vulva reciben los mismos cuidados higiénicos que el resto del cuerpo. Y si «sucio» y «guarro» son conceptos tomados en su acepción moral, es igualmente un error profundo ya que implica la negación de la sexualidad a través del rechazo de los órganos sexuales.

Evidentemente en esta cuestión interviene la sensibilidad de cada cual y ella debe ser respetada. La felación y el cunnilinguo no son caricias que se exijan en el primer encuentro. Es preciso tener un perfecto conocimiento del otro, de su cuerpo, de su placer, lo mismo que del propio, antes de llegar a las caricias bucales. Éstas forman parte del preludio, pero no son el primer acto del mismo. Pueden también ser practicadas durante el transcurso del coito, por juego sexual o para reanimar una erección que desfallece.

La felación

La mujer toma en su boca el pene de su compañero. Lo mordisquea levemente, lo chupa, da ligeros lengüetazos sobre el glande, hace un movimiento de vaivén con los labios. Algunas mujeres se muestran reticentes a esta caricia. Experimentan náuseas al sentir ese sexo hundiéndose en su garganta. Le encuentran un olor y un sabor que les disgusta. Y si el esperma inunda su boca, sienten aún mayor repugnancia. Estas apreciaciones la mujer debe manifestarlas a su compañero, quien no deberá imponer su deseo de recibir la felación. Es preciso, como alternativa, proponer otros ensayos, por ejemplo caricias bucales limitadas al glande, retirando la boca en el momento de la eyaculación. Mientras la esposa o la amante le hace una felación, el hombre estimulará a la mujer de manera que aumente al máximo su excitación.

El cunnilinguo

El hombre acaricia con su boca y su lengua la vulva de su compañera, los labios mayores y menores, y el clítoris. La lengua penetra en la vagina como un pene en miniatura. El hombre respira el olor excitante de las partes sexuales femeninas. Raras son las mujeres que no llegan con el cunnilinguo a las cimas del placer.

¿En qué posiciones practicar las caricias bucales?

Para recibir la felación, el hombre puede estar tendido, la mujer entre sus piernas abiertas. Ella puede cabalgarle dándole la espalda, presentándole así la grupa a su compañero. Si él está sentado, ella se arrodillará entre sus piernas. Ella también estará de rodillas si él está de pie.

Para recibir el cunnilinguo, la mujer adoptará todas aquellas posiciones que le permitan exponer su vulva: tumbada, con las piernas abiertas, las rodillas dobladas, el busto ligeramente alzado por medio de unos cojines, pasando sus piernas sobre los hombros del hombre, quedando así su sexo al alcance de la boca de su compañero.

Está finalmente la posición del 69, en la cual los dos miembros de la pareja están el uno sobre el otro, en posición inversa y con las piernas abiertas, pudiéndose prodigar simultáneamente las caricias bucogenitales.

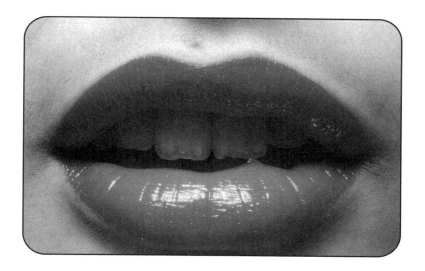

Un secreto de alcoba

Aquellos que practican el amor oral casi no hablan de ello. Por pudor, por temor a ser criticados o a ser tenidos como seres lúbricos. Esta gran fiesta de la sensualidad sigue siendo, dentro de las parejas, un secreto de alcoba. Los sexólogos, informados por las confidencias de sus consultantes, estiman que los tabúes empiezan a disiparse en este terreno y que los adeptos de las caricias bucogenitales son cada vez más numerosos entre el sector de edad comprendido entre los veinticinco y los cuarenta y cinco años.

Según las últimas encuestas, los sondeos revelan que los hombres son más proclives que las mujeres al amor oral. Estas cifras datan sin embargo de hace unos quince años, lo cual permite suponer que, actualmente, y en cuanto se refiere al amor oral, la condición sexual femenina va mejorando al mismo tiempo que se liberalizan las costumbres y se establece la igualdad de los sexos.

Algunos testimonios

«Jamás he osado pedirle a mi marido que me haga el cunnilinguo. Temo que no le guste el olor de mi sexo y que le dé asco poner su boca ahí.» (Lydia, 31 años.)

«Mi marido me ha hecho varias veces esta caricia que tiene ese nombre que a mí me parece bárbaro: el cunnilinguo. Yo prefiero decir «hacer el gatito». Gozaba tan fuerte cada vez, tenía unos orgasmos tan violentos que tuve miedo de acostumbrarme y no encontrar el placer de otra forma, de modo que decidí parar.» (Anika, 27 años.)

«En diez años de vida común y de buen entendimiento sexual, mi marido nunca me ha practicado el cunnilinguo mientras que a mí me pide con frecuencia que le haga la felación. Sueño con conocer ese placer que ignoro. Pero mi pudor me impide pedírselo.» (Jamie, 33 años.)

«Practicamos regularmente el amor oral. Me gusta tener el pene de Carl en mi boca. Pero lo que no me gusta en absoluto es el gusto del esperma, cuando eyacula. Se lo dije francamente. Desde entonces, Carl se retira de mi boca antes de eyacular. Carl es verdaderamente un marido y un amante maravilloso.» (Adeline, 29 años.)

«Cuando Anémone toma mi pene en su boca y comienza a lamerlo, me invaden mil sensaciones voluptuosas. Yo se las describo, expresando mi placer a través de mis gemidos. Ella goza de mi goce.» (Étienne, 38 años.)

EL PLACER ABSOLUTO

El orgasmo... y morir de placer

El punto álgido del placer sexual se acompaña de sensaciones fuertes, violentas incluso, que pueden llegar a acarrear breves pérdidas de consciencia. Por ello, a veces se llama al orgasmo la *petite mort*. Estas manifestaciones del placer absoluto, por supuesto, no tienen nada de preocupante.

Sabemos que el orgasmo se obtiene de varias formas: por la masturbación, mediante caricias sobre zonas particularmente sensibles, diferentes según los individuos, y por el coito.

El orgasmo, sea cual sea su fuente, aporta en principio el mismo placer. En principio, decimos, pues si el autoerotismo proporciona sensaciones intensas, la vida sexual no puede ser confinada a esta práctica. En nuestra opinión, la relación amorosa sólo es verdaderamente completa entre dos seres, con todas sus especificidades corporales: grano de la piel, cabellos, olores, etc.

Veamos ahora qué sienten el hombre y la mujer en el momento del orgasmo.

Con la excepción de casos particulares, que analizaremos más adelante, el orgasmo en el hombre es concomitante a la eyaculación. Experimenta unas sensaciones de intensa voluptuosidad. Pero el hombre no habla espontáneamente de su goce, no sabe o no quiere describirlo. Raros son los testimonios masculinos en este terreno. Las descripciones que tenemos provienen de mujeres que han observado a sus parejas en aquellos momentos:

«Su rostro se crispa como si sufriera.»
«Revuelve los ojos y aprieta las mandíbulas.»
«Emite dos o tres gemidos débiles.»
«Todo su cuerpo se convulsiona.»

La mujer, por su parte, relata su orgasmo a menudo de forma onírica. Se sume en «un océano de voluptuosidad», «explota como un fuego de artificio», oye unas «músicas divinas» y cae en «un estado de semiinconsciencia».

Adèle, de veinticuatro años, expresa así sus sensaciones: «Floto en las nubes, muy arriba en el cielo; mi cuerpo ya no pesa; destellos de color pasan sobre mis párpados cerrados».

Anne-Sophie, de treinta y siete años, dice: «Mi cuerpo estalla en mil pedazos, tengo fuegos artificiales en la cabeza, experimento un bienestar infinito».

Cedámosle la palabra a Alexandre, de treinta años: «Cuando comencé a tener relaciones sexuales con Sandrine, me asustó la violencia de sus orgasmos. Con todo su cuerpo temblando, pronunciaba palabras deshilvanadas, como si delirara, y después, al cabo de unos segundos, su cuerpo se quedaba inerte y ella se dormía, con el rostro muy pálido, totalmente agotada. Estamos casados desde hace cuatro años y ella sigue reaccionando de la misma forma. Esto no le impide estar perfectamente fresca y dispuesta cuando sale de esa especie de sueño».

Otro testimonio, el de René, de treinta y un años, añade un comentario: «En el momento del orgasmo, mi mujer emite líquido muy abundante, incoloro, inodoro y fluido: una especie de eyaculación».

Si este hecho es raro, no menos cierto es que se da a veces. El análisis de esta eyaculación femenina ha permitido constatar que su composición se asemeja a la del líquido prostático masculino.

Leyendo las descripciones del explosivo goce femenino y del orgasmo más mesurado del hombre, podemos preguntarnos si el hombre y la mujer experimentan el mismo placer. Porque aunque cada cual tiene su placer, no podemos afirmar que el de ella sea idéntico al de él. La sexualidad femenina es más compleja que la sexualidad masculina. La mujer tiene necesidad, para realizarse eróticamente, de un clima de ternura; mientras que el hombre manifiesta normalmente en su sexualidad pulsiones de potencia, de dominio, de agresividad incluso. Siendo la virilidad opuesta a la femineidad, la virilidad se expresa por la posesión. Contrariamente, la femineidad se expresa por el deseo de ser amada apasionadamente.

Decíamos que la sexualidad de la mujer es compleja. Hemos visto que sus reacciones psicoafectivas son más sutiles que las del hombre. Esta complejidad existe igualmente en la fisiología de la mujer y en sus reacciones sexuales. La mujer responde a la estimulación con una cierta lentitud (le son necesarios al menos diez minutos para pasar del estado de reposo al de goce) y es capaz de tener varios orgasmos sucesivos y obtenerlos por vías distintas.

Este último punto es particularmente importante. Durante mucho tiempo se ha creído que la mujer no alcanzaba el orgasmo por la penetración vaginal. Los trabajos de Masters y Johnson, en los años sesenta, pusieron en evidencia que la estimulación del clítoris, ya sea por la masturbación o durante la penetración, mediante el frotamiento del pene, provoca el orgasmo: es el llamado orgasmo clitoridiano, conocido por la mayor parte de las mujeres. Pero ¿significa esto que el orgasmo vaginal no existe? Si algunas mujeres admiten no sentir nada vaginalmente, otras, alrededor del 30 %, llegan al orgasmo por la intromisión vaginal.

Como escribían Masters y Johnson: «No hay más que una clase de orgasmo gracias a una estimulación sexual eficaz, donde la vagina y el clítoris reaccionan según unos modelos fisiológicos constantes. Por esta razón los orgasmos, vaginal y clitoridiano, no constituyen entidades biológicas separadas». Para el doctor Gilbert Tordjman (*El placer femenino*), «la distinción de dos orgasmos, uno vaginal, otro clitoridiano, responde a una realidad subjetiva, emocional...». La afirmación del doctor Tordjman está corroborada por sus observaciones clínicas: las mujeres capaces de obtener los dos tipos de orgasmo describen las sensaciones provocadas por la estimulación del clítoris como «inmediatas, exacerbadas, puntuales», mientras que el orgasmo vaginal «hace intervenir la personalidad de la pareja y una dimensión relacional».

El orgasmo simultaneado

Para muchas parejas, la relación sexual plenamente satisfactoria debe concluir con un orgasmo simultaneado, gozando el hombre y la mujer al mismo tiempo. Según el Informe Simon, el 56 % de los hombres y el 40 % de las mujeres llegan al placer al mismo tiempo; en otro 40 % de casos, el hombre alcanza el orgasmo antes que la mujer. Esto se explica, por una parte, por el hecho de que el hombre muy excitado puede perder el control de la eyaculación y, por otra parte, por la misma fisiología de la mujer, más lenta en reaccionar sexualmente y, al mismo tiempo, multiorgásmica.

Este deseo de orgasmo simultaneado es una fuente de mentiras: la mujer finge el orgasmo para satisfacer a su marido y a veces para tranquilizarlo, pues algunos hombres temen parecer egoístas si gozan antes que su compañera. Pero lo importante no es la simultaneidad sino el placer en sí mismo. Señalemos a este propósito las palabras del doctor Trodjman: «La simultaneidad de los dos orgasmos, femenino y masculino, no es un criterio ni de felicidad ni de satisfacción».

Lo que sucede en el cuerpo de la mujer, desde los preliminares amorosos al orgasmo

Desde la ascensión del placer provocada por la estimulación sexual hasta la explosión del goce, se producen unas modificaciones importantes en el cuerpo de la mujer.

Volvamos a la anatomía de la vagina, considerándola solamente como un órgano sexual, y veamos cómo reacciona a partir del momento en que la mujer siente un comienzo de excitación y hasta llegar después al fin: al orgasmo.

La lubricación vaginal

La primera reacción a la estimulación sexual, cualquiera que sea ésta, es la lubricación vaginal. Ya vimos como las glándulas de Bartholin, ocultas en el espesor de los labios mayores, en las proximidades del ano, lubrifican la vagina cuando el deseo se manifiesta y también durante el transcurso del acto sexual. Además, las paredes de la vagina segregan una especie de «sudor», unas gotitas, cuya producción aumenta bajo los efectos de la excitación. Al mismo tiempo, las paredes de la vagina, naturalmente pegada la una a la otra, se separan. El canal vaginal se prepara así, de una forma refleja, involuntariamente, para la penetración del pene.

Los labios mayores y menores

Los labios mayores y los labios menores se entreabren y aumentan de volumen. El canal vaginal se alarga y se distiende en sus dos tercios superiores. De su longitud inicial de entre ocho y nueve centímetros, la vagina alcanza unos once o doce. El clítoris se alarga y endurece. Estamos en el período llamado «fase de excitación», estudiado por los célebres sexólogos americanos Virginia E. Johnson y William H. Masters. Estos investigadores han descrito igualmente las modificaciones fisiológicas de la vagina en el transcurso de la fase siguiente, la llamada «meseta». La tensión sexual ha aumentado. El último tercio de la vagina, el situado cerca del orificio vaginal, se modifica a su vez. Se produce un aflujo de sangre venosa que provoca la congestión de las paredes vaginales, reduciendo el paso aproximadamente un tercio. Los labios menores se llenan de sangre. Se advierte un nuevo y ligero aumento de la longitud y de la anchura de los otros dos tercios de la vagina. La mujer está dispuesta para recibir el pene, cuyos movimientos de vaivén van a intensificar todavía más su excitación sexual. Esta fase meseta dura una decena de minutos, mientras que en el hombre la media es sólo de tres minutos.

A la fase meseta sigue la fase «orgásmica». La tensión sexual alcanza su cota máxima. Va a sobrevenir el orgasmo, el cual se desarrolla en tres estadios.

La primera sensación de orgasmo en la mujer le produce la impresión de que «todo se detiene». Esto dura sólo un instante, inmediatamente seguido de una sensación de placer intenso que parte del clítoris para irradiarse por toda la pelvis. Es el primer estadio.

Los ritmos respiratorio y cardíaco se aceleran

Unos cambios importantes se producen en el cuerpo de la mujer a partir de ese primer estadio: los músculos del torso se tensan y el ritmo respiratorio, que es normalmente de diez a catorce aspiraciones por minuto, sube hasta cuarenta. El ritmo cardíaco se acelera a veces hasta alcanzar las ciento ochenta pulsaciones por minuto. El tercio de la vagina situado cerca del orificio vaginal, se contrae y se distiende alternativamente. Los senos se llenan de sangre, aumentando así de volumen. Los pezones se endurecen, las aréolas se plisan al contraerse. En lo alto del busto y en el cuello, la piel enrojece.

Un calor invade todo el cuerpo

La segunda fase, que sigue inmediatamente, extiende la sensación a todo el cuerpo y se acompaña de un calor que provoca una oleada de voluptuosidad. Éste es el comienzo del tercer estadio: la mujer siente contraerse la parte inferior de su vagina. Casi enseguida se suceden sensaciones en forma de palpitación, más fuertes en la pelvis, pero que se propagan a todas las partes del cuerpo. A su vez el útero se contrae de forma rítmica, a intervalos de alrededor de 0,8 segundos. Masters y Johnson pudieron medir estas contracciones mediante sondas colocadas en el mismo útero: tres o cuatro contracciones corresponden a un orgasmo moderado; de cinco a ocho contracciones a un orgasmo de intensidad media; de ocho a doce contracciones corresponden a un orgasmo muy intenso. Las olas sucesivas de placer sumergen a la mujer. Pero si el goce obedece a determinados mecanismos fisiológicos, es también muy individual y diferente para cada mujer.

El orgasmo femenino es de breve duración: de tres a quince segundos.

La tensión sexual se relaja

Después del orgasmo, la tensión sexual cae. Es el momento del bienestar, de la relajación plena, llamada la «fase de resolución». El cuerpo se relaja e intervienen unas modificaciones fisiológicas. La congestión de la pelvis desaparece rápidamente y la parte inferior de la vagina, que estaba contraída, se distiende: en consecuencia, el diámetro del canal vaginal aumenta. La parte superior de la vagina (los dos tercios internos dilatados por la excitación) recupera sus dimensiones iniciales. La mucosa vaginal, que se puso de color violeta bajo los efectos de la tensión sexual, recupera poco a poco su color normal; este cambio se opera en un tiempo que va de diez a quince minutos.

Los senos se deshinchan y el enrojecimiento del cuello y del busto desaparece. La congestión de los labios menores se atenúa. La lubrificación vaginal cesa en la mayoría de los casos, pero se ha podido observar que cuando ésta continúa, es la señal, en la mujer, de una vuelta a la tensión sexual.

Lo que sucede en el cuerpo del hombre, desde los preliminares amorosos al orgasmo

Mientras que en la mujer las modificaciones se producen esencialmente en la vagina, en el hombre esas modificaciones fisiológicas se producen en el pene, pero también en el escroto, en los testículos y en los senos.

Ya hemos descrito la anatomía sexual masculina, pero conviene volver a ella para estudiar las reacciones de los órganos sexuales durante el transcurso del preludio y del coito.

El pene

Comencemos por el pene, cuya erección es la primera respuesta a la estimulación, tanto física (caricias, manipulaciones) como psíquica (fotos, películas eróticas, evocación de fantasías, sonidos, olores...). Encontramos aquí también las cuatro fases de reacciones sexuales definidas por Masters: de excitación, meseta, orgásmica y de resolución. La erección corresponde a la fase de excitación. El pene, que en estado de reposo es pequeño, blando, arrugado, se vuelve duro y liso; se hincha y se alarga para pasar de unos diez centímetros de largo y unos siete u ocho centímetros de circunferencia a alrededor de quince centímetros de largo por doce de circunferencia. Este fenómeno es debido al aflujo de sangre en los tres «globitos» que se encuentran en el interior del pene: los cuerpos cavernosos y el cuerpo esponjoso. Este último está atravesado por la uretra, el canal que asegura el transporte del esperma (y de la orina también) hacia el exterior del pene. Una parte de este canal se encuentra en la próstata: es la uretra prostática. En unos segundos el pene se endereza y apunta adelante, hacia el abdomen. El glande, hinchazón situada en su extremo y recubierta por un repliegue de la piel, el prepucio, se despega y adquiere una coloración más intensa, rosa oscuro, violácea o rojiza, según cada individuo. El meato se dilata y se abre ligeramente. En el transcurso de la segunda fase, la fase meseta, el pene ya en erección completa se hincha aún más, ligeramente, a la altura de la corona del glande. El hombre advierte que la eyaculación está próxima.

La eyaculación va a producirse en el transcurso de la fase orgásmica. La uretra prostática se abre, por un lado en la vejiga y por el otro hacia el pene. Cada una de estas aberturas está controlada por un músculo esfínter. Antes de la eyaculación, estos dos músculos actúan como cerrojos y cierran herméticamente la uretra prostática, que no se abre más que sobre los dos canales que transportan los espermatozoides fabricados por los testículos (los canales llamados deferentes) y sobre las vesículas seminales, glándulas situadas sobre la próstata y que aportan al esperma su parte líquida viscosa. La uretra prostática se llena de este líquido producido por la próstata, junto con los espermatozoides aportados por los canales deferentes, y con el líquido viscoso suministrado por las vesículas seminales. La uretra prostática, llena ya con tres o cuatro centímetros cúbicos de ese líquido, sufre una presión considerable y se abre hacia abajo, alcanzando el meato en la extremidad del pene. Este líquido es expulsado a sacudidas, espaciadas cada una de ellas por 0,8 segundos al principio; después de tres o cuatro salpicaduras, la intensidad decrece hasta alcanzar las siguientes unos intervalos de varios segundos.

Después de la fase orgásmica concluida por la eyaculación, llega la fase de resolución. El pene pierde primero una vez y media su volumen en erección, en unos segundos, y después vuelve a su tamaño en estado fláccido. El meato vuelve a cerrarse.

El escroto y los testículos

El escroto, llamado igualmente las bolsas, recoge las glándulas del hombre, los testículos, los cuales fabrican los espermatozoides y las hormonas sexuales masculinas. Un músculo, el dartos, incluido en la piel del escroto, asume el papel regulador del calor. Mantiene en el interior del escroto una temperatura constante de 35 °C, necesaria para el buen funcionamiento de los testículos. Cuando hace frío, el dartos hace que las bolsas se contraigan y, contrariamente, que se distiendan cuando hace calor.

Veamos cómo se comporta el escroto en el transcurso de las cuatro fases que ya conocemos: excitación, meseta, orgásmica y de resolución.

Bajo el efecto de la estimulación sexual, las bolsas, que en estado de reposo presentan múltiples pliegues, se hinchan al recibir un aflujo de sangre mientras se contraen y pierden sus pliegues. Es la fase de excitación. En el transcurso de la fase meseta y de la fase orgásmica, las reacciones sexuales descritas antes pueden acentuarse, aunque no siempre es el caso. Después de la eyaculación, durante la fase de resolución, la congestión de las bolsas desaparece rápidamente y el escroto recupera su aspecto plisado. Según los individuos, la duración de la fase de resolución puede variar de cinco a veinticinco minutos.

Las reacciones fisiológicas de los testículos se manifiestan igualmente durante el desarrollo de las cuatro fases del ciclo sexual.

Comencemos por la fase de excitación: los testículos ascienden en las bolsas; se trata de una elevación parcial. Esta elevación aumenta cuando el hombre alcanza la fase meseta: los testículos se hallan entonces en contacto con el perineo (parte inferior de la pelvis que se extiende entre el ano y los genitales). Es interesante señalar a este respecto las observaciones de Masters y Johnson: si la elevación de los testículos no se produce o se produce sólo parcialmente, la eyaculación es menos abundante.

Por otra parte, los testículos aumentan de volumen, alrededor del 50 %, bajo los efectos de la congestión provocada por un aflujo de sangre en los órganos sexuales estimulados.

Durante la fase orgásmica, los testículos se mantienen en el mismo estado que en el transcurso de la fase meseta. Unas modificaciones intervienen en la fase siguiente, la llamada de resolución: los testículos recuperan su volumen inicial y vuelven a descender en las bolsas, en un tiempo de entre cinco y veinticinco minutos, según los individuos.

Los senos

Los senos son, en más del 50 % de los hombres, sensibles a la estimulación. Hacia el final de la fase de excitación, los pezones se empinan, las aréolas se hinchan y su color se hace más oscuro. Las reacciones duran generalmente hasta el final de la fase de resolución.

Terminemos señalando que el ritmo respiratorio se acelera frecuentemente hacia el final de la fase meseta y durante toda la duración de la fase orgásmica, pasando de entre diez y catorce respiraciones por minuto a cuarenta. El pulso pasa de una media de setenta y dos latidos por minuto a entre ciento diez y ciento ochenta. La presión arterial aumenta también ligeramente. Y, en fin, gran número de hombres transpiran abundantemente después de haber eyaculado.

Palabras para expresarlo

En los diversos momentos de la vida sexual, antes, durante y después del amor, expresar el placer –tanto para el hombre como para la mujer– refuerza la complicidad sexual de la pareja y estrecha sus lazos afectivos.

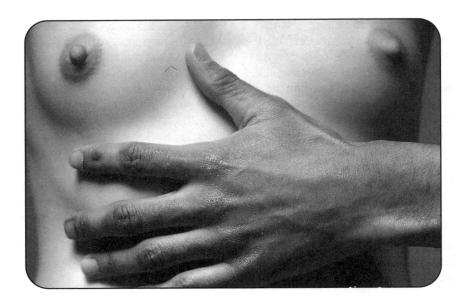

Al comienzo de una relación sexual, es preciso vencer el pudor que se siente (sobre todo las mujeres) para hablar de «esas cosas». Tema tabú en la mayor parte de las familias, donde reina el silencio sobre la sexualidad. Sin embargo, cuando nace el amor entre dos seres, saben decirse «te quiero» y hablar de sus sentimientos íntimos. Pero cuando se haya producido el acercamiento de los cuerpos, y después la práctica sexual, les parecerá que todavía resulta más difícil decir lo que sienten. Timidez e inhibición son los factores que impiden demasiado a menudo esta comunicación amorosa que valoriza el placer dado y recibido.

«Un año apenas de matrimonio y qué largo camino recorrido –escribe Armelle, de veintiún años–. Cuando hicimos el amor por primera vez, yo no sentía ningún temor, únicamente mucho deseo. Sentía en todo mi cuerpo la necesidad del cuerpo de Jean-Marie. Primero él me acarició largamente, después se tendió sobre mí para penetrarme. Murmuraba palabras tiernas, me decía que mi piel era muy suave, que mis senos eran adorables, que mi olor le excitaba. Yo le escuchaba como en una especie de sueño y el placer se apoderó de mí toda entera. Después, me dormí. Cuando desperté, Jean-Marie estaba inclinado sobre mí, espiando mi rostro. Me preguntó: "¿Te ha gustado?". Yo estaba como paralizada. No podía decir ni una sílaba para expresar lo que había sentido. Me contenté con inclinar la cabeza, pero vi que mi silencio decepcionó a Jean-Marie. Fue él quien, día tras día, cada vez que hacíamos el amor, solicitaba palabras de mis labios, llevándome poco a poco a evadirme de aquella imposibilidad de confiarle mis sensaciones puramente sensuales. Ahora ya no siento ninguna vergüenza en hacerlo. Le digo a Jean-Marie que su pene es bello, bueno, suave, que me llena de placer, que me gusta sentirlo dentro de mí, que mi vagina está toda mojada para recibirlo, que tengo ganas de que me chupe los senos. Cuando pienso que hace apenas unos meses, por falso pudor, me callaba obstinadamente...»

En los ardores del amor, se pronuncian palabras argóticas u obscenas sin que por ello deba suponerse que son peyorativas o degradantes. En esos momentos de intensa pasión, el hombre puede decir «estoy empalmado» y no en erección, «tócame la polla» y no el pene, «enséñame el coño» y no muéstrame tu vagina. La mujer tiene igualmente el recurso de ese vocabulario que solamente es vulgar si se emplea «en frío», fuera de otras circunstancias que no sean las de la relación amorosa. La palabra representa otro papel aparte del de la excitación. La palabra permite a cada uno de los miembros de la pareja guiar al otro, darle unas indicaciones destinadas a aumentar el goce: «Más aprisa..., no tan fuerte..., sí, así, sigue...».

A las palabras suceden, en el momento del orgasmo, los gemidos y los gritos, los cuales responden a una exigencia física: el goce absoluto, tanto en el hombre como en la mujer, se expresa así y no deben refrenarse esas manifestaciones instintivas.

LAS RELACIONES SEXUALES

Un poco, mucho, apasionadamente..., nada de nada

El amor físico es una de las razones de ser de la pareja. La necesidad del otro responde a un instinto que sublima el amor. Pero en este terreno también las personalidades sexuales difieren. Algunas poseen naturalezas generosas, otras temperamentos tibios. Estas diferencias de la personalidad sexual se manifiestan siempre que se plantea la cuestión, por parte de los hombres y de las mujeres, de la frecuencia de las relaciones. La respuesta es que no hay normas, sino unos ritmos asociados a las circunstancias, al estado de salud y a la edad. Existen unos períodos favorables —vacaciones, ausencia de los niños, satisfacciones profesionales— y períodos desfavorables tales como el estrés, el paro, la depresión. La edad es un factor que también interviene: a partir de los dieciocho años y hasta más allá de la cuarentena, las exigencias sexuales son más fuertes y, según el informe Simon, la realización del acto se produce en el 76 % de los individuos de entre treinta y cuarenta y nueve años.

Lo que las distintas encuestas sobre esta cuestión ponen al descubierto es el hecho de que las personas practican el amor un poco, mucho, apasionadamente o... nada en absoluto, lo cual viene a confirmar las diferencias de ritmo y sus eventuales causas, ya mencionadas.

«Tengo treinta y dos años –escribe Cyril–. Casados desde hace siete años, Florette y yo hacemos ahora el amor una vez por semana, como media. Durante los dos primeros años, no llegábamos a saciarnos el uno del otro; apenas nos encontrábamos en casa por la tarde, hacíamos el amor. Luego nacieron los niños. Teníamos menos tiempo, más preocupaciones. En fin, nuestro ritmo ha disminuido pero sin que ni Florette ni yo experimentemos un sentimiento de frustración.»

Esta pareja nos muestra un caso clásico. La juventud, la pasión, les llevaba a hacer el amor lo más frecuentemente posible. Luego, sin que el deseo se haya desvanecido, la vida se impone con sus satisfacciones y sus obligaciones, y entonces a menudo la relación sexual ya no sigue ocupando el primer plano. El riesgo es que, en el transcurso de los años, el hacer el amor tenga cada vez menos importancia. La urgencia del deseo se aleja... Se deja para mañana, creyendo que se tienen por delante años y años para hacerlo. Y es de esta forma como se va deshilachando la trama siempre frágil del amor.

Otras parejas jóvenes, con sólo unos pocos años de casados, se inquietan por el ritmo cada vez más lento que adquieren sus relaciones. Otras parejas, ya maduras, se preocupan pensando si será anormal que, después de más de veinte años de casados, sigan haciendo el amor cada día. Sin embargo, de pronto, la mujer pierde la apetencia. ¿Qué ocurre? Pues simplemente que en la mujer, al acercarse al período de la premenopausia, se producen en su cuerpo unas modificaciones hormonales que desencadenan una baja de la líbido y reducen la función erótica. Pero este desfallecimiento se corrige muy pronto, siguiendo el tratamiento prescrito por el ginecólogo.

Añadamos, para concluir, que el barómetro del deseo es la única guía en materia de la frecuencia de las relaciones sexuales, y que no hay regla establecida en este terreno, regido a la vez por las pulsiones y los azares de la vida.

La mujer embarazada y el amor

En el caso de un embarazo normal, el deseo de tener relaciones sigue vivo en la mujer encinta, la cual tiene la posibilidad de realizarlas. Su sexualidad puede continuar plenamente. Sin embargo, muchas parejas se inquietan y se condenan a la abstinencia por temor a que el pene en erección «golpee» el fondo de la vagina, contra el feto, arriesgándose así a «hacerle daño». Estos temores son injustificados pues la vagina posee un auténtico «cerrojo», que es el cuello del útero, el cual defiende precisamente a este órgano, que es la cavidad donde se desarrolla el feto.

Sabine recuerda los cuidados que le prodigaba el ginecólogo durante su embarazo y nos cuenta:

«Cuando estuve encinta por primera vez, Jean-Jacques, en cuanto lo supo, comenzó a tratarme como si yo fuera un objeto precioso y frágil. No tenía que hacer ningún esfuerzo, debía portarme bien y estar tranquila. Mi marido me besaba las manos, los pies, los cabellos, pero, con lo fogoso que era, con lo enamorado que estaba de mi cuerpo, no llegaba más lejos, como si yo fuera a «romperme» haciendo el amor. ¡Y yo tenía ganas de verdad! Le hablé a Jean-Jacques y reconoció que, en efecto, él temía que pudiera hacer daño al niño e, incluso, que aquello pudiera volverlo anormal. Para tranquilizarle completamente, le pedí que me acompañara al ginecólogo. El médico le explicó que no solamente no había ningún riesgo para el niño sino que también la relación sexual es un momento privilegiado en la vida de la pareja, lo cual le aporta una plenitud sensorial absolutamente benéfica.»

Al comienzo del embarazo y hasta el tercer mes, pueden practicarse todas las posiciones. Pero cuando el vientre se vuelve prominente, habrá que renunciar a las posiciones frente a frente, que a partir de entonces son incómodas ya que la mujer debe soportar el peso del hombre sobre ella. Deberán privilegiarse, pues, aquellas otras posiciones en las cuales el hombre se coloque detrás de la mujer, ambos tendidos de costado.

Otro motivo de preocupación: algunas mujeres embarazadas se asustan por tener, durante las relaciones sexuales, y más especialmente en el momento del orgasmo, fuertes contracciones uterinas. Este hecho debe ser indicado al ginecólogo. El examen permitirá determinar si estas contracciones conllevan modificaciones en el cuello uterino. Si tal fuera el caso, el médico dará consejos de prudencia en materia de sexualidad, recomendando a la pareja limitarse a prácticas lentas y suaves.

Las reacciones de la mujer encinta a la estimulación sexual

Desde el comienzo del embarazo, en el transcurso de los tres primeros meses, los senos aumentan de volumen, hinchados por una congestión venosa; la red venosa aflora entonces a la superficie de la piel y las aréolas se vuelven tumescentes. Bajo el efecto de la estimulación –caricias manuales y bucales– el tamaño del pecho aumenta más, provocando una tensión extrema que la mujer puede sentir como dolorosa. Los pezones y las aréolas son particularmente sensibles.

En el transcurso de los seis meses siguientes, el volumen del pecho prosigue su desarrollo hasta aumentar alrededor de un tercio. Pero la excitación sexual ya no lo hace hincharse más. Sin embargo, los pezones se yerguen y las aréolas están tumescentes. Durante los dos últimos trimestres del embarazo, las caricias sobre los senos, en general, no son dolorosas para la mujer embarazada.

Las reacciones del aparato genital –interno y externo– frente a la estimulación

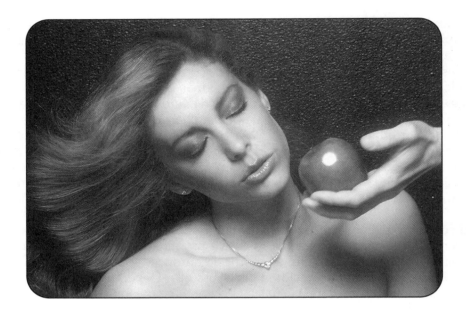

sexual, corresponden a la vasocongestión de la pelvis, provocada por la presencia del feto: la excitación aumenta todavía más esta vasocongestión.

Se observa en la mayoría de las mujeres embarazadas un aumento del apetito sexual, hacia el final del primer trimestre del embarazo, o a principios del segundo trimestre, tensión que se mantiene casi hasta el fin del embarazo. Sabemos que la primera manifestación del deseo en la mujer es la lubrificación de la vagina. Ésta se produce de diez a treinta segundos después de una estimulación eficaz. En la mujer encinta, la lubrificación vaginal puede ser modificada por la producción hormonal masiva, debida al embarazo, y ser más o menos abundante.

Otras modificaciones del aparto genital de la mujer encinta, bajo los efectos de la excitación, son las siguientes: los labios mayores se llenan de sangre, lo mismo que los labios menores, cuyo tamaño normal aumenta de dos a tres veces. El canal vaginal se hincha igualmente de sangre, pero sus paredes permanecen flexibles y, lo mismo que en la mujer no embarazada, se alarga y se distiende para recibir al pene.

En el momento del orgasmo, cuyas sensaciones subjetivas tienen lugar a la altura de la pelvis, e involucran particularmente a la vagina, el clítoris y el útero, la mujer embarazada, lo mismo que la mujer que no lo está, sienten contracciones espaciadas cada ocho segundos, como mínimo tres veces y como máximo quince veces durante el orgasmo. Sin embargo, a partir del tercer trimestre del embarazo, las contracciones uterinas normales que acabamos de describir, pueden hacerse espasmódicas, pero en la mayoría de los casos sin que ello suponga daños para el feto. Después de la relación sexual y del orgasmo, es necesario un cierto tiempo, alrededor de diez o quince minutos, para que la vasocongestión de los órganos sexuales disminuya. En la mujer que ya haya tenido varios hijos, este tiempo se prolonga hasta los cuarenta y cinco minutos. Esto no impide, evidentemente, el goce de la mujer durante el orgasmo.

La sexualidad después del parto

Las relaciones sexuales pueden ser reemprendidas en cuanto la mujer ya no tiene más pérdidas, o sea entre dos y tres semanas después del parto. Sin embargo, este período no es particularmente favorable a la plenitud sensual: la recién parida a menudo se halla fatigada por los cuidados que debe prodigar al bebé, por las noches que pasa en duermevela a causa de los biberones. Si en el parto ha sido necesario practicar un corte en la vulva para permitir el paso de la cabeza del niño (episiotomía), la relación sexual es dolorosa y la mujer tiene tendencia a evitarla. Por otra parte, en caso de lactancia, los ovarios ya no producen la cantidad de estrógenos necesarios para que la vagina recupere su elasticidad, su tonicidad y su lubrificación normales. En la mayoría de los casos, durante cuatro o cinco semanas después del parto el orgasmo es menos intenso y su duración también es menor, pero al cabo de ocho a doce semanas la mujer recupera su plena capacidad sexual.

Es importante, tanto a lo largo del embarazo como de los tres meses que siguen a su término, que cada uno de los miembros de la pareja tengan en cuenta las reacciones psicológicas del otro. Cuando la mujer teme la relación sexual, el marido corre el riesgo de verse rechazado. Si no hay ninguna contraindicación médica respecto a la actividad sexual, la pareja deberá hablar francamente de este problema. El solo hecho de abordarlo abiertamente pude ser suficiente para disipar los temores de la mujer embarazada. Si dichos temores persisten, el ginecólogo intervendrá para explicar que los mismos no tienen fundamento y que es difícil imponer a un hombre unos meses de abstinencia.

En el caso de que exista contraindicación médica formal para la relación sexual, la pareja podrá recurrir a las caricias para, en un clima de ternura y de amor, satisfacer sus legítimos deseos.

4. Las fuentes de la excitación

Bajo diversas formas, lo imaginario y lo real alimentan el apetito sexual.

LOS FANTASMAS: SU JARDÍN SECRETO

«Guión imaginario en el cual el sujeto está presente y figura de manera más o menos deformada por los procesos defensivos, la realización de un deseo y, en última instancia, de un deseo inconsciente.» Ésta es la definición de fantasma que dan Laplanche y Poutelis en su obra *Diccionario de psicoanálisis*. Más simplemente, podríamos denominar fantasma erótico a aquella situación imaginada que desencadena el placer.

Ilustremos estas definiciones mediante un testimonio.

Stéphane, de treinta y cinco años, escribe:

«Desde mi adolescencia, cada vez que me masturbo o que tengo relaciones sexuales, me vuelve la misma imagen a la mente: me hago todo un teatro en la cabeza y eso me excita infaliblemente. Veo a una chica joven muy delgada, con largos cabellos rubios, completamente desnuda. Está de espaldas, ocultándome el rostro. Corre por una playa y un perro, un galgo, corre a su lado. Es un cuadro de frescor y pureza, hasta el momento en que aparece un hombre, vestido con un jubón ajustado que moldea su sexo empinado. El hombre se lanza sobre la jovencita y mi excitación sube entonces al máximo, la empuja contra la arena, se tumba sobre ella, que se debate, y yo llego al orgasmo. El desarrollo de esta escena no varía nunca ni un ápice. No hablo nunca de esto a mis parejas, quienes encuentran que yo soy un amante maravilloso y que atribuyen mis proezas amorosas a sus propios encantos.»

Todo el mundo tiene sus fantasmas: las jóvenes en flor, los adolescentes, las mujeres más juiciosas y los hombres más fieles. Los fantasmas se construyen de retazos de nuestra vida, de emociones, de frustraciones, de placeres, de deseos. Ellos representan nuestros secretos más íntimos, incluso a menudo ocultos en el

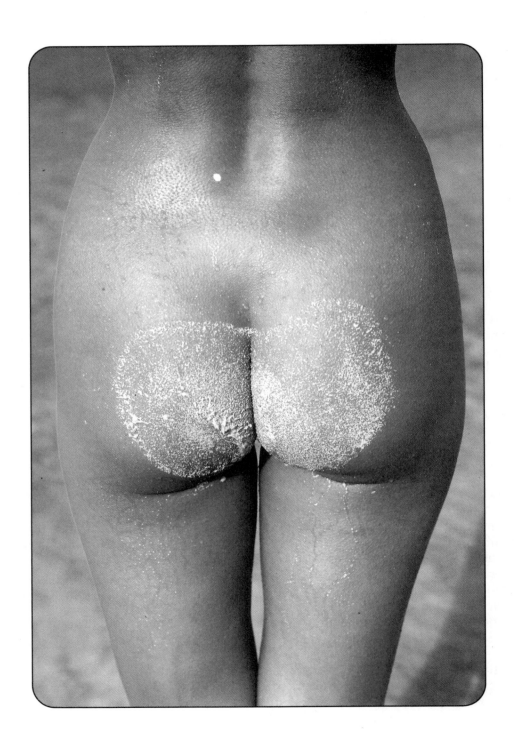

fondo de nuestro subconsciente. Se puede «leer» un fantasma, encontrar sus raíces. En determinados casos es tarea del psicoanálisis, en otros simplemente de la psicología. Tomemos algunos ejemplos de fantasmas y veamos qué expresan.

Andréa y los hombres encadenados

Andréa, de veintiséis años, es secretaria de dirección. Casada desde hace cuatro años con Thomas, quien con frecuencia debe viajar a causa de su trabajo, Andréa sufría por parte de su patrón avances bien declarados. Ha cedido una vez a ese acoso sexual. Esto ha parecido satisfacer a su director, quien, desde entonces, no ha vuelto a importunarla. Esta joven, muy sensual, sufre las ausencias de su marido no sólo afectivamente sino también sexualmente. Se masturba todas las noches, sola en su cama, pero solamente puede llegar al orgasmo si evoca un fantasma, siempre el mismo, al cual describe así:

«La escena tiene lugar en una gran sala redonda, como una plaza de toros. En el suelo, contra la paredes, una decena de hombres están encadenados. Yo estoy en medio de la habitación. Llevo una falda gitana que me llega hasta los tobillos. Mis senos están desnudos y bailo de forma lasciva. Todo mi cuerpo excita a esos hombres. Ellos gimen de deseo y yo veo sus sexos alzarse. Bailo cada vez más deprisa, acariciándome los senos. Paso una mano bajo la falda para masturbarme y entonces, en la realidad, exploto en un orgasmo fabuloso. Extrañamente, no tengo necesidad de todo ese teatro para gozar cuando hago el amor con Thomas.»

Si analizamos el fantasma de Andréa, constatamos que ver a unos hombres encadenados le proporciona placer. Quizás esto sea la expresión de un deseo de venganza dirigido hacia su jefe, quien le impuso su propio deseo. Andréa, siempre en su fantasma, experimenta placer excitando también a los hombres. Revela así una ligera tendencia al exhibicionismo, tendencia por otra parte que es común a muchas mujeres. Y, finalmente, cuando recurre a la masturbación, esconde la mano bajo la falda, como si le diera vergüenza. Andréa, a quien le hemos preguntado sobre esta cuestión, nos confesó que de niña tenía lo que sus padres llamaban «malas costumbres», y que había sido castigada por ello. Hoy, a sus veintiséis años, experimenta todavía un sentimiento de culpabilidad, inconsciente sin duda, pero que se expresa a través de su fantasma.

Hughes y los peluches

Hughes tiene treinta años y su esposa, Antonia, veintisiete. Él es ingeniero informático, hijo único de una madre autoritaria, y su sensualidad no es precisamente devoradora. Una relación sexual una vez por semana le satisface plenamente. Éste no es el caso de Antonia. Por amor hacia su mujer, Hughes mira revistas especializadas para estimularse. Ha comprado también unas cassettes pornográficas. Todas estas imágenes han hecho nacer en su imaginación un fantasma que ha transformado al marido atemperado en un amante apasionado. Le basta evocar ese fantasma para estar terriblemente excitado. Antonia ignora la razón de este nuevo ardor. Es el secreto de Hughes y es también el secreto de la felicidad de la pareja. Dejemos que Hughes nos lo cuente:

«Estoy en una habitación amueblada con un gran diván, muy bajo, sobre el cual están amontonados unos peluches de todos los tamaños. Yo estoy tumbado entre esos peluches, completamente desnudo. Tengo los ojos vendados. Oigo una música muy suave, de ritmo lánguido. Siento una presencia en la habitación, unos ruidos ligeros y sedosos. Comprendo que una mujer se desnuda. Se acerca a mí, rodeada de un perfume de fragancias orientales. Siento una sensación extraordinaria en mi cuerpo. Unas manos, enguantadas en una piel suave, me acarician de los pies a la cabeza, entreteniéndose en mi sexo empinado. Experimento un sentimiento de vergüenza al ser visto en este estado por una desconocida. De repente, la mujer arranca la venda de mis ojos. Es Antonia..., y la vergüenza que sentía desaparece.»

Richard y las azafatas aéreas

Richard, de cuarenta años, director de una casa de *prêt-à-porter*, hace frecuentes y largos viajes en avión. Las azafatas cuchichean, pues ese pasajero siempre vuela de París a Caracas. A él le gusta charlar con esas jóvenes amables y seductoras. Pero él piensa sobre todo en sus negocios y no en aventuras. Además, es feliz con Delhia, con quien lleva casado doce años, y no se le ocurriría buscar el amor, como dice él mismo, «fuera de casa». Al formular este aserto, Richard es absolutamente sincero. Y sin embargo... Veamos cuáles son los dos fantasmas que le acompañan cada vez que hace el amor:

«Subo los peldaños de la pasarela de un Boeing 747. El comandante soy yo, de impecable uniforme, con todos los dorados resplandecientes. En cada uno de los peldaños hay una azafata en falda corta, de forma que le veo las piernas y los cierres del liguero. Esa pasarela tiene centenares de peldaños, llega hasta el cielo, y sobre cada uno de los escalones una azafata se humedece los labios con la lengua cuando yo paso junto a ella. Llegado al final de esta ascensión, me encuentro frente a una azafata particularmente bella, con la boca muy maquillada, pero con el cabello recogido en un estricto moño. Lleva en las manos un botellín de champán y lo descorcha con presteza, dirigiendo el chorro poderoso del cosquilleante vino hacia mí, a la altura de mi sexo. Es en ese momento cuando gozo.

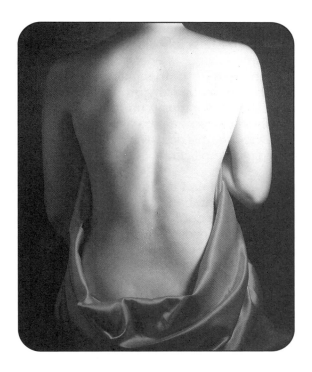

»En mi segundo fantasma entra también en escena un avión y una azafata. Yo soy uno de los pasajeros. Una azafata me propone una bebida. Se inclina hacia mí y veo sus senos. Le paso una mano bajo la falda. No lleva bragas, su sexo está todo húmedo. Ella prosigue su servicio. La sigo hasta la cola del aparato. La empujo a los lavabos y allí, brutalmente, la poseo de pie.»

¡Cuántos fantasmas producen las azafatas! Fantasmas que embrujan la imaginación erótica de muchísimos hombres. Richard es uno de ellos. Sus dos fantasmas, variaciones sobre un mismo tema, son el simple reflejo del deseo que ha tenido por una de esas jóvenes, deseo reprimido por las preocupaciones profesiones, por la fatiga de un largo viaje, por la decisión de no complicarse la vida lanzándose a una aventura. Pero el deseo existe o ha existido: los fantasmas son los testigos.

Norine y la jovencita rubia

Norine, de treinta y ocho años, no encuentra el goce más que evocando un fantasma, el mismo desde sus masturbaciones de adolescente, y ello pese a los dieciocho años que lleva de feliz matrimonio.

«Me paseo por el dormitorio de un internado de jovencitas. Están todas acostadas, con la colcha subida hasta la barbilla. Yo voy de cama en cama y arranco las sábanas, revelando las desnudeces adolescentes: unos senos menudos o ya anunciadores de un pecho generoso, triangulitos morenos y rubios. Un cuerpo diáfano, unos senos blancos y redondos, coronados por una aréola en forma de capullo de rosa, unos cabellos dorados y un triángulo púbico sedoso atraen mi atención. Me inclino sobre la jovencita para aspirar sus pezones entre mis labios, mis manos acarician su vientre, mis dedos se deslizan entre los labios de su sexo. Es bueno, es suave. Exploto de placer.»

Norine pasó cuatro años en una institución privada. Arielle se convirtió en su mejor amiga. Ellas se lo contaban «todo», como ocurre a los quince años. Norine, sin embargo, nunca le confesó a Arielle el deseo que tenía de acariciarla, de besar sus labios, de enroscar sus piernas a las suyas... Las dos amigas, de regreso a sus respectivas casas, en ciudades diferentes, no volvieron a verse. Norine encontró a Timothée, se gustaron, se hicieron amigos y se casaron. Norine había olvidado a Arielle, pero he aquí que ella volvía a su mente cuando hacía el amor con su marido. Este fantasma es el reflejo de la frustración que ella experimentó al no poder consumar el deseo que sentía por su amiga.
Éste no es sin embargo el testimonio de unas tendencias lesbianas. Norine jamás ha sentido deseo por otra mujer y es perfectamente feliz y equilibrada en su vida heterosexual.

Los fantasmas varían en función de la naturaleza humana, y la imaginación de algunas personas no tiene, en este ámbito, ningún límite. La violencia extrema, las fantasías más extrañas, pueden encontrarse en estos escenarios eróticos. Por ejemplo, Bernard se ve azotando duramente a una mujer, que se desploma gritando bajo sus golpes. En ese momento es cuando él tiene el orgasmo. Este hombre de cuarenta y dos años es cortés, dulce, tierno con su esposa, la cual dice de él: «No le haría daño a una mosca».
Se han hecho diversos estudios sobre los fantasmas. Sus componentes son múltiples, desde la violación al sadomasoquismo, desde la desfloración al exhibicionismo. Repitamos que esto ocurre solamente en la cabeza. Los distintos tipos de fantasmas han sido catalogados. Entre los más extendidos, citemos el fantasma del harén. El hombre es un príncipe. Las mujeres danzan para él, se desnudan, él escoge a una o dos de entre ellas para arrastrarlas hasta su diván cubierto de dorada seda. Otro de los fantasmas más frecuentemente evocado es el del doctor: la paciente se tumba, desnuda, sobre la mesa de reconocimiento. El médico, con bata blanca y gafas de concha, se entrega a un examen ginecológico exhaustivo antes de poseer a la paciente con brutalidad. Otro fantasma: ella es hermosa, rica, casada; tiene numerosos amantes a los que invita a su lecho y a su mesa

suntuosa; su marido tiene que servirles, vestido de doncella, con las nalgas desnudas y el delantalito blanco bordado.

Interrumpamos aquí estos ejemplos para precisar que, si bien los fantasmas forman parte del ritual amoroso, si bien se alimentan del apetito sexual, permanecen sin embargo en el estado de lo imaginario. El realizarlos e integrarlos en la vida sexual de la pareja comporta graves riesgos y puede acarrear un desequilibrio destructor de la pareja. Desde luego, si un hombre tiene el fantasma de las prendas de lencería coqueta, su mujer puede llevarlas para complacerle, pero si se trata de un fantasma de violencia, el pasar al acto es algo formalmente desaconsejable.

EL FETICHISMO: LOS OBJETOS DEL DESEO

Definido como un apego obsesivo a unos objetos asociados al placer, el fetichismo es un comportamiento que incita «al individuo a la búsqueda de una satisfacción sexual mediante el contacto o la vista de determinados objetos normalmente desprovistos de significación erótica», dice el diccionario.

Los fetiches han existido siempre. Entre los pueblos primitivos, se les creía dotados de un poder mágico: eran los tótems, desprovistos de toda connotación sexual.

En 1886, el doctor Krafft-Ebing, clasificaba los fetiches en cinco categorías:

1. Una parte del cuerpo (senos, cabellos, manos, pies).
2. Una particularidad física (bizquear, cojear, estar encinta).
3. Un objeto o una materia (prendas interiores, guantes, cuero, piel, materia plástica, caucho).
4. Una acción (orinar, hacer su higiene íntima).
5. Una actitud psíquica (sumisión, dominio).

Desde que se estableció esta clasificación, las costumbres han evolucionado, pero sigue siendo válida en sus grandes líneas. ¿Quién no conoce al menos a un hombre fascinado por los senos grandes, o que se excite terriblemente al contacto de la seda, o a una mujer irresistiblemente atraída por el carácter autoritario de tal persona? En cuanto a las deformidades físicas, si en la actualidad están menos extendidas, siguen teniendo sus adeptos: ¡a las prostitutas que cojean no les faltan clientes!

De hecho, todos somos más o menos fetichistas, bajo formas benignas y normales que hacen participar a «nuestros» fetiches en nuestro ritual erótico. Estos fetiches actúan como si fueran afrodisíacos. El fetichismo se hace anormal cuando el fetiche sustituye al ser humano para provocar el orgasmo; por ejemplo, el hombre que tiene erección y orgasmo al simple contacto con una lencería femenina, rehuyendo siempre cualquier relación sexual verdadera.

Algunos testimonios

«Desde la adolescencia, llevo gafas. Sólo me las quito por la noche, en el momento de dormirme. Gilles y yo estamos casados desde hace tres años. Muy sensuales el uno y el otro, hacemos el amor casi todos días. Yo, sin gafas, desde luego. Cuál no sería mi sorpresa el día en que, habiéndome acariciado largamente, en el momento de penetrarme, Gilles me dijo con voz autoritaria: "Ponte las gafas". Mas tarde me explicó que las gafas, en un rostro femenino, le excitan infaliblemente. Incluso me enseñó una colección de gafas que tenía escondida en un cajón, y que de vez en cuando le gusta acariciar.» (Marielle, 24 años.)

«Lo que yo prefiero en la mujer son sus cabellos. Sobre todo si son largos, negros y lisos. Creo que me casé con Aude por su cabellera. Tocar, respirar esa masa oscura, acariciarme con las mechas tan suaves, me proporciona un goce más fuerte que el que experimentaba haciendo el amor. Digo experimentaba, porque ahora que ya no tengo relaciones sexuales, eso ya no me interesa y no siento ningún placer. Aude se quejaba de que sólo era amada por una parte de su hermoso cuerpecito.» (Richard, 34 años.)

«Solamente mi marido conoce mi secreto: mi pasión por los calzones ajustados de los ciclistas, negros, que marcan tanto. Supongo que es por haber seguido en familia el Tour de France en la tele, desde mi infancia, y haber admirado a esos caballeros de la bici y fanteaseado sobre sus hazañas. El caso es que desde mis primeros flirts, los chicos apenas me interesaban... ¡a no ser que llevaran el famoso calzón! Hasta compré unos en una tienda de artículos de deporte, diciendo que eran para mi hermano. Por la noche, en mi cama, me frotaba con esa prenda, acariciándome todo el cuerpo. Tenía veintisiete años cuando conocí a Joël y decidimos casarnos. Estábamos bien juntos, pero en el plano sexual nos contentábamos con dos o tres relaciones por mes. En fin, era yo la que se contentaba... De hecho, el contacto con Joël, sus caricias, no me excitaban. Finalmente terminamos por hablar y le confié a Joël mi oculta pasión. Él entró en mi juego y se pone ahora el famoso calzón antes de venir a la cama. Nuestra vida ha cambiado..., para el mayor placer de los dos.» (Simone, 30 años.)

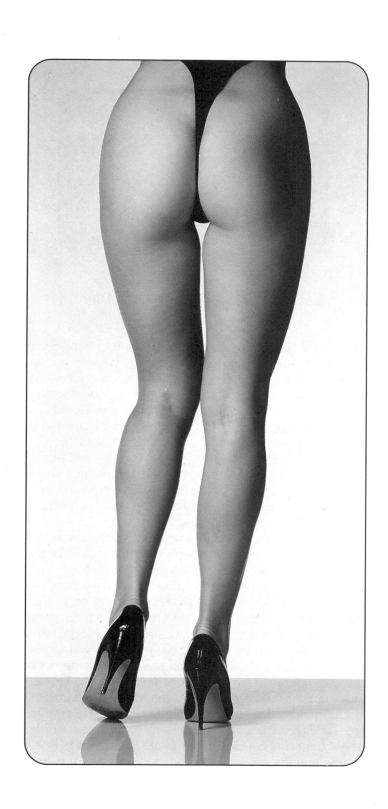

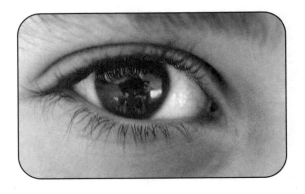

EL VOYEURISMO: UNA CIERTA MIRADA

Es la prohibición de ver que se nos impone desde la infancia, de mirar ciertos actos, la que provoca, precisamente, el deseo de ver, de mirar, que es el acto esencial del *voyeur*. La prohibición de observar a los adultos en sus relaciones afectivas y sensuales, la prohibición de tocar los órganos sexuales, considerados como sucios, la prohibición de emplear determinadas palabras. Todo ese peso de prohibiciones puede llevar al niño, si posee una personalidad particularmente sensible, y más tarde al adolescente y al adulto, a desarrollar unas curiosidades a veces malsanas. Su idea fija, necesaria para su goce, es el acto de ver. Así es el verdadero voyeur, quien no es peligroso porque permanece siempre a distancia, aislado en la búsqueda de ese placer particular. Este gusto de ver existe tanto en la niña como en el niño y puede desarrollarse en uno o en otro sexo cuando ha sido reprimido por las censuras de la educación.

Lo mismo que los exhibicionistas, los voyeurs viven una sexualidad perturbada. Experimentan un fuerte sentimiento de culpabilidad. Una psicoterapia o un análisis podrán ayudarles a recuperar el equilibrio sexual.

El voyeurismo existe de una forma atenuada, muy frecuente, que desencadena el deseo de ver sin que por ello sea esencial para el goce. Tal o cual hombre puede perfectamente espiar a la vecina de enfrente cuando se desnuda, e incluso puede utilizar unos gemelos. Esto provoca su excitación pero no le impide tener excelentes relaciones con su mujer. Los «mirones» son legión, pero las «mironas» lo son también. Los unos y las otras reaccionan ante la visión de esas escenas calientes que aparecen en casi todas las películas, lanzan una mirada al escote de su vecina de mesa o dirigen su mirada al abultamiento que forma el sexo en un pantalón ajustado. No hay nada de reprensible en ello, nada de anormal ni perverso. La diferencia con el verdadero voyeurismo reside en el hecho de que los «mirones» tienen una vida sexual plena, alimentada por esas «imágenes robadas», mientras que los voyeurs son individuos sexual y psíquicamente inmaduros, incapaces de expresar sus pulsiones en un contexto normal de comunicación sensual.

Algunos testimonios

«Soy representante de libros y viajo frecuentemente a provincias para visitar clientes. Paso, pues, muchas noches en habitaciones de hotel. Tengo en mi maleta un pequeño berbiquí que me permite practicar agujeritos en las puertas de las habitaciones vecinas a la mía y me regalo espiando lo que ocurre allí: cuerpos desnudos, aseándose..., asaltos amorosos... Me he convertido en un voyeur impenitente... Pero no hago mal a nadie, ¿verdad?» (Colin, 38 años.)

«Me gusta pasear por los bosques, no para admirar las bellezas de la naturaleza, sino con la esperanza de sorprender, sin ser vista, a alguna pareja acariciándose o haciendo el amor. Con frecuencia disfruto con este espectáculo, sobre todo en la época del buen tiempo.» (Marie-Victoire, 34 años.)

EL EXHIBICIONISMO: EL PESO DE LAS PROHIBICIONES

Definido como una necesidad obsesiva de mostrar su desnudez, y más precisamente sus órganos genitales, el exhibicionismo existe también bajo formas atenuadas que revelan el simple deseo de atraer la atención o de excitar. Estudiaremos conjuntamente estas dos versiones distintas del exhibicionismo.

Debemos a Freud, cómo no, la respuesta a la pregunta: «¿Cómo se llega al exhibicionismo?».

El célebre médico, inventor del psicoanálisis, explica que el bebé, al no poseer ninguna noción del bien y del mal, sólo busca su placer, y que, con ánimo de obtenerlo, se toca los órganos genitales, sin esconderse, bajo los ojos enternecidos de sus padres, que no ven en ello más que juegos infantiles. Pero esta actitud paterna se modifica, pues, cuando el niño crece, le prohibirán mostrar y tocarse sus genitales. Podrán incluso castigarle cuando le sorprendan desobedeciendo. El niño se siente entonces traumatizado y vive esas prohibiciones como un menoscabo de su libertad. Al llegar a la edad adulta, experimentará una necesidad obsesiva de tocar y mostrar sus órganos genitales; es la manifestación de su rebelión contra las prohibiciones que le impusieron y su forma de demostrar que él es libre.

Desde luego, este proceso psicológico no se produce en todos los niños, pues todos los padres, sobre todo en nuestros días, no consideran como un acto reprensible el hecho de que el bebé o el niño «se toque».

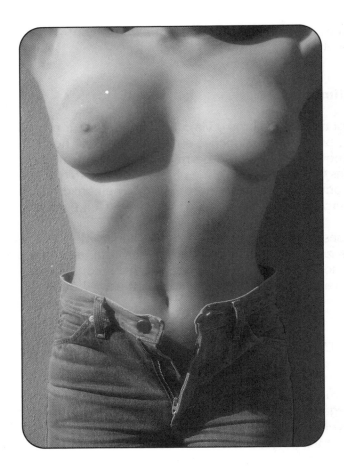

Si se intentara establecer el retrato robot del exhibicionista, daría el esquema siguiente: el exhibicionista es por lo general un tímido que experimenta un fuerte sentimiento de inferioridad y cuya vida sexual se reduce a la masturbación; tiene dificultades en la erección y llega difícilmente al orgasmo. Permanece soltero o se casa tarde. Los psicólogos consideran el exhibicionismo como una conducta pasiva; el exhibicionista expone sus órganos genitales con ánimo de sorprender y chocar, pero no intenta nunca el acto sexual con su víctima. Ésta, sin embargo, siente el acto del exhibicionista como una agresión y puede llevar durante mucho tiempo un lastre psíquico a causa de la misma. El exhibicionista sufre en la penumbra de los zaguanes, en los parkings, en los vestíbulos de las estaciones, en los transportes públicos. Es el famoso «hombre de la gabardina», de porte discreto, que de repente se planta ante una jovencita y, apartando bruscamente los faldones del impermeable, muestra sus genitales. Se trata, evidentemente, de un atentado contra el pudor, sancionado jurídicamente. El exhibicionista es un hombre desdichado al cual solamente la psicoterapia puede ayudarle a escapar de su obsesión.

Acabamos de decirlo: «el exhibicionista es un hombre desdichado». ¿Significa esto que no hay mujeres exhibicionistas? Las hay, desde luego, pero los casos femeninos de verdaderas exhibicionistas son raros, sin duda porque la necesidad instintiva de mostrar su sexo concierne menos a la mujer que al hombre, y ello a causa del aspecto mismo del sexo: la noción de agresión se relaciona con el pene y no con la vulva.

Según la clásica tipificación de Krafft-Ebing en su *Psychopathie sexualis*, el exhibicionismo podría clasificarse en cuatro tipos distintos; pero, en nuestros días, hay un exhibicionismo atenuado, no obsesivo y sin embargo muy presente. El cine, la televisión, la prensa, la publicidad, recurren a imágenes de desnudos, a imágenes de cuerpos ofrecidos. Los vestidos hoy en día son concebidos y creados para ser provocativos. El tejano moldea el sexo, el vestido se abre sobre los senos, la falda se detiene muy arriba de las piernas. Se podrían citar centenares de ejemplos de exhibicionismo cotidiano, tanto en la mujer como en el hombre, pero nos limitaremos a exponer el que nos relata Jean-Alain:

«Tengo treinta y dos años y mi mujer veintiocho. Es una mujer guapa, ligeramente rellenita, piel de ángel y rizos de oro. Me excita mucho. Le he regalado adorables piezas de lencería, coquetas, que se adivinan bajo sus blusas siempre transparentes. Con medias negras y tacones altos, es irresistible. Cuando salimos, nos gusta sentarnos en la terraza de un café, en un barrio muy frecuentado. Arianne cruza sus piernas muy arriba y, los dos, observamos a los paseantes masculinos, a quienes ese juegecito no deja de emocionar. A nosotros, esas pequeñas sesiones de exhibicionismo nos excitan terriblemente.»

Señalemos, finalmente, que lo que ayer era considerado como un comportamiento exhibicionista hoy no lo es: hablamos especialmente de los senos desnudos en la playa, de los trajes de baño reducidos a su más mínima expresión, de la práctica del nudismo, del desnudarse en común en los vestuarios de los centros deportivos...

5. Los riesgos de desunión

Los problemas afectivos y sexuales que jalonan el itine-
rario de la vida de la pareja. Cómo afrontarlos y resol-
verlos.

ABRIR EL DIÁLOGO

Si bien la educación sexual ha hecho incuestionables progresos, sigue todavía limitada a las funciones de reproducción de la especie humana, sin evocar jamás el placer físico. Los padres no hablan a sus hijos y éstos no se atreven —o si lo hacen es raramente— a plantear preguntas. De esta forma se instala una ley del silencio en torno a la sexualidad, y este freno se prolonga en los adultos jóvenes llegados a la edad del amor y de las relaciones. Saben expresar su afectividad, pero no sus sensaciones, lo que provoca fuentes de insatisfacción que acaban por desestabilizar a la pareja.

«Estamos casados desde hace un año —escribe Olivier—. Juliette fue educada en el seno de una familia bastante formal y está acostumbrada a controlar sus actos y sus sentimientos. Cada uno de nosotros trabaja por su lado. Por la noche, nos encontramos con felicidad. Ella es una joven tierna y alegre que me manifiesta su amor de una y mil maneras..., salvo en aquella forma con la que yo sueño: preocuparse por mi placer cuando tenemos relaciones sexuales, como yo me preocupo del suyo. Quisiera que ella acariciara todas las partes de mi cuerpo, pero se diría que tiene miedo de hacerlo. Nunca ha tocado mi sexo. Cuando le tomo la mano para ponerla sobre mí, ella la retira enseguida, como si se tratara de algo sucio. Y sin embargo a Juliette no le falta sensualidad. Todo su ser vibra en mis brazos cuando la tomo. Siento su deseo y su goce, pese a que ella no pronuncie nunca una palabra, pese a que ningún gemido salga de su boca en esos momentos. Eso me hace sufrir y no sé cómo decírselo sin herirla.»

El caso de Olivier no es excepcional. Su mujer lleva el peso de una educación estricta y los principios morales que le inculcaron sus padres le prohíben toda alu-

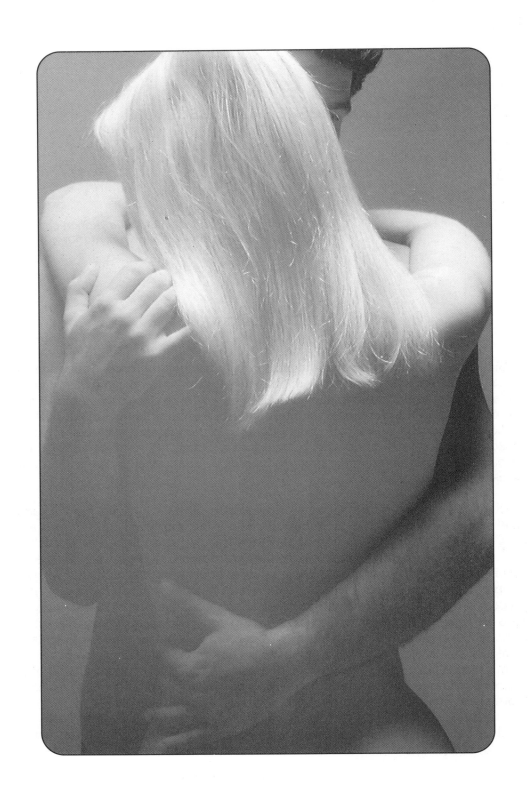

sión a la sexualidad. Posee sin embargo una sensualidad que su marido ha sabido despertarle. Pero Juliette, sin embargo, no ha aceptado verdaderamente el cuerpo de su marido ni el placer que experimenta con él. Será preciso que Olivier aborde el problema en un momento favorable, por ejemplo después del amor, que le explique el carácter natural de las caricias en el cuerpo de un hombre, que la emoción física puede también traducirse mediante unas palabras. Para salvar su pareja, Olivier deberá romper el silencio.

Todos los sexólogos enfrentados a problemas semejantes, confirman que la armonía sexual reposa sobre un diálogo entre los esposos. Esta necesaria apertura al diálogo, adquirida desde la infancia en el seno de la familia, se prolongará en la vida de la pareja. «Cuando dos se aman, se dicen todo». Ésta debería ser la divisa de aquellos que desean que su unión sea un éxito.

Armelle y Mathieu eligieron de común acuerdo vivir juntos durante un año antes de tomar la decisión de casarse. Esa unión venía a ser como un matrimonio a prueba, de alguna manera. Los dos jóvenes –de diecinueve y veintidós años– habían tenido ya relaciones sexuales, pero siempre en unas condiciones que no les parecían satisfactorias: a escondidas, en sus casas en ausencia de sus padres, en los parques, en el campo, tras unas rocas en la playa. Tenían motivos para soñar con una habitación con persianas cerradas, con una cama acogedora. Y su sueño se hizo realidad en la forma de un pequeño estudio cuyo ornamento principal era un gran lecho bajo: «El escenario de todas las voluptuosidades», dijo Mathieu al llevar allí a Armelle por primera vez. Representaron allí todos los actos amorosos: preludios de caricias apasionadas, posiciones inspiradas por el deseo, orgasmos fulgurantes. Llegó un día en que Mathieu tomó entre sus manos la cabeza de Armelle para dirigirla hacia su sexo erguido, diciéndole: «Tómame en tu boca». Armelle se prestó a este juego erótico, pero, en seguida, sintió una náusea y alzó la cabeza, con lágrimas en los ojos. En su intensa excitación, Mathieu insistía, reclamando ese placer, homenaje a su virilidad. Armelle se había echado a llorar. Él la cubrió de besos, pidiéndole perdón. Ella, finalmente apaciguada, pudo expresar su repugnancia por esta caricia, pues sentía que era dominada y sometida a su pesar. Mathieu la escuchó y después le dijo que él no imponía nada, que había actuado así cegado por el deseo. Se durmieron abrazados. Esta franca explicación restableció entre los dos el clima de mutua confianza que un silencio hostil o una burla obstinada hubiera, sin ninguna duda, degradado.

A continuación, Mathieu recurrió a la psicología, dada la reticencia de su amiga. Ella, por su lado, comprendió que del ser amado se puede amar todo su cuerpo.

El respeto recíproco y la aceptación de las diferencias

Las diversidades de temperamento, las variaciones de humor, hacen que en una pareja, incluso muy unida, los dos miembros puedan encontrarse en disposiciones divergentes. Por ejemplo, un domingo después de comer, Damien tenía ganas de hacer el amor y así se lo hizo comprender a su mujer, mediante caricias, toques, palabras cariñosas. Pero Flavie en absoluto estaba en esta disposición. Tenía que ponerse a preparar la cena, pues esperaban a unos amigos para cenar. Además, necesitaba cepillarse el cabello, vestirse... Resumiendo: ella esquivó las tiernas e insistentes proposiciones de su marido, y éste tuvo que instalarse frente a la televisión.

¿Qué hacer en este tipo de situación? ¿Flavie debería haber aceptado hacer el amor sin «tener ganas», sólo por satisfacer el deseo de Damien? En nuestra opinión, en una pareja, los dos miembros deben considerarse como iguales e independientes. La mujer no tiene ninguna obligación de obediencia, pese a que ese haya sido, durante siglos, su tradicional papel. Sin enarbolar la bandera ya gastada del feminismo, Flavie habría podido explicar amablemente a Damien las razones de su rechazo, en lugar de decirle: «¡Se nota que tú no tienes nada que hacer!». Un pequeño conflicto conyugal sin gravedad, pero cuya repetición sobre esta cuestión, o sobre otras cuestiones afectivas o sexuales, acarreará sentimientos de frustración y agresividad.

Las diferencias sexuales tienen un efecto más grave sobre la armonía de la pareja. Una de las más frecuentes es la no concordancia de las necesidades sexuales entre ambos miembros. Uno de ellos desea hacer el amor más o menos tres o cuatro veces por semana, mientras que al otro le parece que con una vez es suficiente.

Evoquemos otro caso de no concordancia de las necesidades sexuales a través de una pareja casada desde hace tres años. Diane tiene fuertes pulsiones sexuales. Experimenta un placer intenso haciendo el amor y solicita a Loic, su marido, cada noche. Por su parte, Loic es menos ávido de sexo. Él se esfuerza en satisfacer a su mujer, pues teme que ella le acuse de falta de virilidad. Es una situación que no puede eternizarse. Obligándose a tener relaciones más frecuentes de lo que su naturaleza le pide, Loic comienza a conocer el horror del fracaso. Fracasos dolorosos para su amor propio y motivo de recriminaciones por parte de Diane. ¿Cómo resolver este tipo de crisis? Analizando los dos la cuestión, en lugar de ocultarla, hablando abiertamente, sinceramente, lealmente, cada uno de ellos expone sus sentimientos sin acusar al otro. Hablar de sexo no siempre resulta cómodo, pero lo más difícil es empezar... Después de establecida la comunicación, la pareja experimenta un gran alivio liberándose verbalmente.

La finalidad de estos intercambios de opiniones es llegar a una conciliación, comprometiéndose la pareja, de buena fe, desde luego, a unir sus esfuerzos para hallar lo que más puede convenir a los dos en el plano de lo sexual. El éxito de la empresa exige mucho amor, tenacidad, sentido de la responsabilidad.

No hay fórmula mágica al cien por cien, pero la clave para un entendimiento duradero está en el respeto recíproco y en la aceptación de las diferencias entre los instintos sexuales de ambos.

Saber tomar la iniciativa

«Nunca estoy harta, siempre tengo hambre de amor, hambre del hombre que amo y que es mi marido desde hace tres años. Pero él dice que debe ser el hombre quien debe tomar la iniciativa en este terreno.»

Beatrice, de veinticuatro años, no es la única en vivir este problema de la actitud frustrante de un marido que quiere relegar a su esposa a un papel pasivo. Hélène, de treinta y dos años, confiesa que al cabo de siete años de matrimonio, Yves, su esposo, no siempre acepta que ella le solicite mediante caricias.

¿Cómo reaccionar ante tales situaciones? Ellas corresponden a un antiguo y tradicional esquema: el hombre es el amo y señor que toma todas las decisiones. Si bien se puede constatar una evolución que tiende hacia el reparto de las responsabilidades en la vida en común, no es menos cierto que subsiste todavía un desequilibrio en detrimento de las mujeres. Antes de que la calidad de la relación afectiva y sexual de la pareja se vea deteriorada, es preciso abrir el diálogo, sin gritos, sin reproches, expresar sus sentimientos amorosos –la mujeres son más aptas que los hombres para escoger el «buen momento»–, aprovechando una hora de intimidad, de reposo frente a frente. Nunca se debe abordar directamente el tema, sino evocarlo a través de las confidencias que a la esposa le haya hecho una amiga, o a partir de una escena que ha visto en el cine o en la televisión. Y, desde la sexualidad de los otros, se pasa a la de la propia pareja. Permanezca atenta a las reacciones de su marido y, si las siente particularmente negativas, deje para más adelante la continuación de la charla, ya que, para ser constructiva, tiene que desarrollarse en un clima abierto, sin recelo alguno.

Aprender a comunicarse, salir de uno mismo para ir hacia el otro, es uno de los grandes secretos de la armonía de la pareja.

LOS CELOS: EL VENENO DEL AMOR

Ya de pequeñito, el niño es celoso: de la ternura de su madre, del hermanito que acaba de nacer, del perro favorito. El niño experimenta, por supuesto sin analizarlo, una necesidad de posesión exclusiva que le hace llegar a sentirse abandonado por su madre, fuera de las horas de los biberones o de tomar el pecho, pues ella le deja solo, aunque sea por breves momentos. Sentimiento injusto, pero generador de sufrimiento, que puede subsistir en el adulto y concierne a todo su entorno, y más particularmente a su relación con el ser amado. El hombre, la mujer que sin cesar plantean preguntas casi policiales a su pareja, insistiendo para conocer los menores detalles sobre el empleo del tiempo del otro, no siempre manifiestan una tierna solicitud, sino más bien unos celos siempre presentes. Los celos transforman al marido en inquisidor, a la esposa en detective investigador. Se trata ahí de una negación de la personalidad del otro, de su transformación de sujeto en objeto. Se soporta o no se soporta, lo que es el caso más frecuente, sobre todo cuando los celos se hacen obsesivos y no están forzosamente justificados. La mujer coqueta, el hombre seductor, no son obligatoriamente infieles. Juegan a gustar a los otros, ya sea para darse un sentimiento de seguridad o para afirmarse, ya sea para estimular el deseo y los sentimientos de aquel o de aquella a quien aman de verdad. Sus actitudes provocadoras no son más que espejismos donde el paso al acto es raro.

Pero los celos son un verdadero veneno, una pasión destructora que corroe al celoso y destruye a su víctima. Este sentimiento devastador conduce a los peores excesos y muchos crímenes pasionales son causados por ellos. Sin llegar a terminar en semejantes dramas, los celos conyugales cotidianos arruinan la vida de la pareja.

«Siempre he considerado los celos como un sentimiento absurdo –nos relata Jenny–, convencida de que yo nunca iba a ser víctima de los mismos, segura de mí tanto en mi vida profesional (dirijo una importante empresa) como en mi vida conyugal. Ludovic y yo conocíamos desde hace ocho años una felicidad perfecta, basada en un profundo amor recíproco. Me admiraba y aprobaba siempre mis decisiones. Y después, a la vuelta de las últimas vacaciones, he constatado en él un cambio sutil. Tenía como momentos de ausencia, la mirada y el pensamiento en otra parte. Primero pensé que tendría problemas en su trabajo o quizás que sufriera algún trastorno de salud y que no quería hablarme para que yo no me preocupara. Pero la inquietud me atenazaba. Llegué a pensar que mis suposiciones no eran fundadas. Pero ya mis inquietudes se habían transformado en sospechas. ¿Y si...?, me decía a mí misma. Rehuía este pensamiento. Me parecía indigno de mí intentar descubrir la verdad. Y, después, un día, no pude más. Sí, registré los bolsillos de Ludovic. Lo que sigue, puede usted adivinarlo: cartas, fotos, agenda, no me dejaron duda alguna. Y yo que me creía tan fuerte, al abrigo de ese tormento que había visto vivir a otras, me he convertido en la presa de unos celos malsanos. No le dije nada a Ludovic, pero le espiaba sin cesar, preguntándole minuciosamente por el empleo de su tiempo, registrando su cartera de mano, escuchando sus conversaciones telefónicas, oliendo su ropa. Adelgazaba, dormía mal, no conseguía seguir representando la comedia de la mujer feliz. Estaba minada por los celos y tenía vergüenza. Terminamos por explotar en una interminable y tormentosa explicación, que tuvo por único resultado acercar a Ludovic más a su amante y alejarlo más de mí. Finalmente nos separamos. Desde entonces, cuando conozco a un hombre que me gusta y al que yo le gusto, toda tentativa de relaciones afectivas o sensuales fracasa porque estoy permanentemente acosada por los celos. ¡Y esto hace ya cinco años que dura!»

A Jenny, que, según sus propias palabras, era una mujer «segura de sí misma tanto en su vida profesional como en su vida privada», podríamos aplicarle esta frase de Marcel Proust: «Los celos, con frecuencia, no son más que una inquietante necesidad de tiranía aplicada a las cosas del amor». Sin merecer el malvado calificativo de tiránica, Jenny, acostumbrada a imponer, a dirigir, se creía al abrigo de sentimientos mediocres, tal como el de los celos. De hecho, no fue la infidelidad de su marido lo que le hizo más daño, sino el sentimiento de haberse «rebajado» a hacer el «trabajo sucio» de buscar pruebas. Una humillación, seguida de la certeza de no ser ya «la única» en la vida de su marido. Descendida de su pedestal, Jenny se halló sumida en los más atroces celos, puesto que continúa sufriendo en las manifestaciones de su vida de mujer.

Jenny sólo podrá salir de este marasmo si recupera la confianza en sí misma, confianza que esta dura experiencia le ha hecho perder. Por nuestra parte le aconsejamos que consulte a un psicoterapeuta, quien le ayudará a comprender que es natural ser celoso cuando hay verdadero motivo para serlo –lo cual era su caso– y a extirpar de su corazón ese sentimiento negativo.

Otros testimonios nos mostrarían distintos aspectos de los celos. A veces, por ejemplo, estar celoso de la persona amada es un juego en el cual ciertas mujeres, y ciertos hombres, se complacen. El celoso quiere conocer los detalles más íntimos de las relaciones de su pareja, antes de que se casara con él. Trata de «visualizar» en su cabeza el placer que su mujer recibió de otros y aquel que ella les prodigó. Estas imágenes insostenibles alimentan los celos, celos que en este contexto hacen sufrir y hacen gozar a la vez.

Si bien los celos excesivos se vuelven rápidamente insoportables, la ausencia total de los mismos es vivida por muchas personas como una falta de amor o de interés. Equivocadamente, pues cada ser humano tiene su propia personalidad, su temperamento, su carácter. Lo mismo que hay rubios y morenos, hay celosos y no celosos. Que estos últimos mediten sobre el estribillo de una vieja canción popular: «Unos pocos celos despiertan el amor feliz que se duerme».

La infidelidad: El amor herido

La infidelidad no sólo existe en los vodeviles. Pero si «las puertas se cierran de golpe» como en una comedia de Feydeau, son la cólera y la pena las que provocan esas reacciones violentas, y no la necesidad de esconder a algún amante dentro de un armario o detrás de unas cortinas.

Hoy la infidelidad tiene otro rostro. El miedo al sida asedia a los maridos veleidosos y a las esposas que buscan sensaciones nuevas. Sin embargo, la aventura extraconyugal sigue seduciendo todavía a algunos hombres y a algunas mujeres, por razones diversas que vamos a examinar.

La insatisfacción afectiva

Ésta es una motivación que concierne más a las mujeres que a los hombres, pese a que éstos no siempre estén exentos. El esposo indiferente, sumido en la lectura de su periódico o clavado frente a la tele, que besa distraídamente a su mujer, que no se interesa por su vida cotidiana y no se da cuenta siquiera de detalles tales como un cambio de peinado, o que engulle sin decir una palabra un plato sabroso que ella se ha pasado horas cocinando, son imágenes reales que, lamentablemente, no pueden calificarse de caricaturas. Hay hombres, sin embargo, muy enamorados de su compañera y que se lo demuestran en la cama, pero que no saben que una mujer es un ser sensible que reacciona a los mil y un estímulos de la vida y que no sólo busca en el matrimonio un apoyo, un sostén, un poco de admiración, unas satisfacciones sexuales, sino también algunas de las manifestaciones exteriores del amor.

Algunos hombres tienen el mismo tipo de sensibilidad, incluso si por su aspecto viril se les clasificara en la categoría de los «duros». Tienen necesidad de atenciones, de ternura constante, de presencia cómplice. Necesitan que se les escuche, que se interesen por su trabajo, por su salud... Les gusta que les mimen, que les adoren, incluso. Si la mujer de su vida no les trata así, irán a buscar en otra parte aquello que colme su vacío afectivo.

La insatisfacción sexual

La insatisfacción puede instalarse en la pareja desde el comienzo de las relaciones. Este tipo de insatisfacción corresponde, lo más frecuentemente, a problemas tales como la eyaculación precoz o las dificultades de erección, o a la ausencia de orgasmo en la mujer. Estos problemas son motivo de consulta médica, ya que remiten ante tratamientos apropiados (véase capítulo 6). Cuando el apetito erótico es discordante en la pareja y las pulsiones sexuales no se manifiestan más que dos veces por mes para uno y tres veces por semana para el otro, hay, desde luego, insatisfacción sexual. Responsable igualmente de insatisfacción sexual es el cansancio conyugal, el cual, al cabo de los años, se instala en la pareja. El amor está siempre presente, pero los ardores sensuales se han disipado a falta de haber tratado de renovar las técnicas eróticas, por haber abreviado los preludios, por haber olvidado el placer del otro en provecho del propio. Este mal es insidioso, no se le ve venir. Y después, un día la mujer, el hombre, toman conciencia de la pobreza de su vida erótica. Y éste es el primer paso hacia una infidelidad pasajera o hacia la infidelidad estable, el lío.

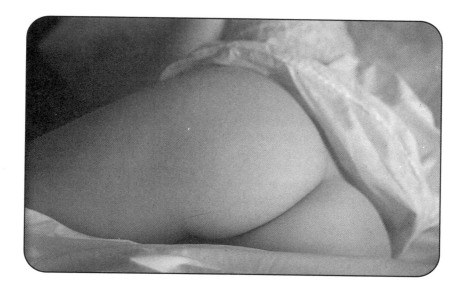

La necesidad de probarse que uno existe verdaderamente

Ésta es una pulsión común tanto al hombre como a la mujer y quizás se genera sobre el telón de fondo de las dos motivaciones precedentes, la insatisfacción afectiva y sexual. Esta fuente de infidelidad concierne a aquellas y a aquellos que se sienten –con razón o sin ella– burlados en su vida profesional y a quienes su familia apenas les hace caso. No se les pide su opinión, no se escuchan sus consejos, y terminan con el sentimiento de ser en sus casas solamente unos títeres. Estos seres estarán dispuestos a darse en cuerpo y alma a toda persona que les considere como hombres o como mujeres con derecho a representar un papel importante en su vida, con unas responsabilidades que asumir frente a ellas.

Los caprichos de la edad

Se conocen las consecuencias del famoso «demonio del mediodía». Pero no crea que los hombres son las únicas víctimas. Las mujeres también lo son. En los albores de la cincuentena, los unos y las otras –pero no todos, desde luego– experimentan una especie de frenesí de vivir, ya sea para recuperar el tiempo perdido o ya sea para aprovechar los últimos años de juventud. La elección se dirige normalmente hacia personas muy jóvenes, lo cual prueba la falta de madurez de estos nuevos «aventureros del amor». Estas relaciones, basadas en el doble impulso del corazón y del sexo, son difíciles de vivir y caen más o menos pronto en el marasmo de una relación tormentosa, desembocando en una ruptura que deja maltrecho o maltrecha a aquel o a aquella que es víctima de la misma.

La ocasión hace al ladrón

¡Y no faltan las ocasiones, en nuestros días! Las mujeres que trabajan están cotidianamente en contacto con hombres y por lo tanto pueden ceder a sus avances. Los hombres, por su parte, no tienen ni los ojos ni las manos en los bolsillos, y muchos de ellos no se privan de decirles a las mujeres de su lugar de trabajo lo guapas que son. Y esta táctica funciona a veces..., pero no dura mucho. Los mujeres y los hombres que suscitan las ocasiones y se aprovechan de ellas, no buscan sino breves aventuras, por curiosidad o por gusto del placer. Lo que no les impide volver tranquilamente por la tarde a casa, a la calma del hogar..., y «fantasear» con el otro mientras hacen el amor con su pareja habitual.

«Ojo por ojo»

Esta expresión popular ilustra el caso en que se responde a la infidelidad con la infidelidad. Una forma de venganza, de revancha, que deja un regusto de amargura a aquel o a aquella que la utiliza solamente para dejar constancia de su fuerza.

Éstas son las seis causas de infidelidad que normalmente se dan. Pero hay otras, por supuesto, las cuales no se pueden clasificar en ninguna categoría, y entre ellas podríamos mencionar, por ejemplo, el estado de salud de uno de los miembros de la pareja o un alejamiento de larga duración.

¿Es preciso reconocer o confesar una infidelidad?

Ésta es una cuestión delicada en la cual debe tenerse en cuenta la personalidad profunda de los individuos afectados, la naturaleza de la relación extraconyugal, la supervivencia del amor en la pareja.

Por regla general, la persona «engañada» no se entera directamente de su infortunio por boca de su autor. Las buenas lenguas están encantadas de informarle y el azar descubre unas situaciones que se pretendía mantener secretas. La reacción varía según la personalidad de cada cual: lágrimas, reproches, amenazas. Las heridas en el amor propio y los celos exacerbados conducen a explicaciones tormentosas. Lo importante es recapitular sobre la naturaleza de la relación: si es pasajera, puede no tener consecuencias fatales sobre el porvenir de la pareja.

Es diferente el caso de la relación duradera, ya establecida, pues ésta se estima insoportable. Las promesas de ruptura son a menudo falaces y la confesión del miembro «engañador» de la pareja es el reconocimiento de su culpabilidad. Aquel o aquella que se encuentre enfrentado a tales problemas, debe analizarlos y tomar una determinación. Es necesario no tomar decisiones en caliente, pues se corre el riesgo de lamentarlo más tarde, mucho más tarde. El divorcio representa un desgarro irreparable, sobre todo cuando hay niños.

Más numeroso de lo que se podría pensar es el caso de aquellos que acaban por aceptar la infidelidad del otro. Y muchos de estos casos se ven recompensados un día por el retorno de la pareja a la vida normal. Y aunque esto pueda llevar meses o años, es algo que sucede.

Añadamos, para concluir, que frente a la infidelidad el hombre y la mujer están en pie de igualdad, pues tanto el hombre como la mujer son capaces de experimentar el mismo sufrimiento y el mismo amor. Son los sentimientos lo que cuenta, no los sexos.

Algunos testimonios

«Nos fuimos, en un viaje organizado, a pasar las vacaciones de Navidad a las Antillas. Para Martin y para mí, que vivimos en Lille, fue un deslumbramiento maravilloso. El sol, el mar, las flores..., un sueño. Estábamos alojados en un bungalow, a orillas de una laguna, y pasábamos el día haciendo excursiones y bañándonos, mientras que por la noche escuchábamos música y bailábamos. Habíamos simpatizado con otras dos parejas del grupo, personas de nuestra edad, de una treintena de años. Cuanto más bailábamos, mejor me encontraba en los brazos de uno de aquellos hombres, Georges. Él se aprovechaba del baile y de la penumbra para besarme en el cuello y acariciarme las caderas. Yo le dejaba hacer en una suerte de abandono, de embriaguez, provocada por el clima, por el ambiente tropical, por el alejamiento total de lo que constituía mi vida habitual, mi trabajo, mi familia... Martin, que en lugar de bailar prefería jugar a las cartas, no se daba cuenta de nada. No vio a Georges llevándome a su bungalow. Y volví allí cada noche de mi estancia antillana, aprovechándome de la pasión de Martin por el juego y de la pasión de la esposa de Georges por los baños de medianoche. Regresé a Lille con la cabeza llena de recuerdos maravillosos, pero he vuelto la página en lo que atañe a Georges. No le he vuelto a ver. Martin no sabe nada de mi aventura. Me pregunto cómo reaccionaría, si se enterara.» (Jacotte, 31 años.)

Todo depende de su naturaleza. Si es orgulloso, la odiaría, y quizás durante mucho tiempo. Si es celoso, sufriría... Pero, puesto que se trata de una aventurilla que no tiene continuación, más vale que su marido la ignore.

«¿Por qué tendría que aceptar a un marido que me engaña? ¿Porque tiene una naturaleza ligera y no cae más que en breves aventuras y no en líos duraderos? ¿Porque tenemos tres niños pequeños y no debemos destruir nuestro hogar? ¿Porque yo tengo treinta y cinco años y soy menos deseable que cuando tenía veinte? ¿Porque financieramente dependo de mi marido? ¡Cuántas buenas razones para seguir en casa consumiéndome de celos!...» (Odile, 35 años.)

El caso, lamentablemente, es muy corriente. Abundan, en efecto, las mujeres engañadas –y al mismo tiempo amadas– que permanecen unidas al infiel sólo por la presencia de los niños en el hogar y por su total dependencia financiera del marido. La rebelión de Odile es legítima, pero ¿qué puede hacer? ¿Esperar a que los niños crezcan para poder trabajar y ganarse la vida? Esto representa años de paciencia y de sufrimiento... ¿Cerrar los ojos y no decir nada? Odile es demasiado viva, demasiado espontánea para callarse, demasiado celosa para no dejarse arrastrar a frecuentes recriminaciones... Queda la solución del «pacto»: entenderse con su marido para que la vida en común se establezca sobre reglas de libertad recíproca, que Odile tenga aventuras extraconyugales y que su marido las acepte. De hecho, este tipo de pacto tiene por efecto el que el marido infiel vuelva a la razón... y al hogar, ¡tan desagradable le resulta la idea de ser engañado!

EL CANSANCIO SEXUAL

Uno de los mayores enemigos de la armonía en la pareja es la rutina, pues ésta aumenta el peligro de que llegue a establecerse el cansancio sexual.

Este fenómeno tiene poco que ver con los sentimientos profundos que unen a la pareja: se aplica particularmente al comportamiento sexual cuando éste adolece de falta de variedad. Muchas parejas creen, erróneamente, que existe una secuencia perfecta para hacer el amor. El hombre, a menudo, pone a punto una técnica sexual que, puesto que le da satisfacción, se hace pronto repetitiva. Si esta «técnica perfecta» puede al principio satisfacer a su pareja, la ausencia de elementos imprevistos disminuye general e inevitablemente, a largo plazo, la excitación y el placer. El ejemplo de Nathalie es significativo:

«Estoy exasperada por las atenciones de mi marido antes del amor. Es muy dispuesto, atento y previsor.» Su esposo, en efecto, cada vez que se siente de humor amoroso, redobla sus atenciones y se esfuerza mucho por crear el ambiente ideal, especialmente preparando un baño de espuma para su mujer, a la que le gusta relajarse allí. Primero, ella estaba encantada. Después, al cabo de dos años, esta rutina del baño de espuma era tan previsible que en lugar de sentirse excitada por la idea de lo que iba a seguir, ella acabó por encontrar ese ritual particularmente irritante. «Si me prepara otro baño de espuma, creo que tendré un ataque de nervios.»

¿Cómo ha podido desarrollarse una situación así? Por falta de comunicación, claro. Pese a que encontrara el comportamiento de su marido irritante, Nathalie no se atrevía a hablarle por temor a decepcionarlo. Acabó sin embargo por decirle que a la vida sexual de los dos parecía faltarle fantasía. En algunas semanas, gracias a unos cambios introducidos en el desarrollo del preludio, esta pareja recuperó sin gran dificultad la armonía y su satisfacción sexual.

El amor a hora fija

Nuestra vida está regulada por la esfera de nuestros relojes y tenemos muy poco tiempo para dedicarlo al amor. En una familia donde, además de las obligaciones profesionales, tengan que ocuparse de los niños, de preparar las comidas, de visitar o recibir a los amigos, de asumir las tareas domésticas, no es asombroso que el sexo acabe ocupando el último lugar. Generalmente, las relaciones sexuales se supone que deben ejecutarse tarde, al acostarse, a una hora en la cual cada uno de los miembros de la pareja está cansado y preocupado por las actividades del día siguiente. Resultado: el uno y el otro no están verdaderamente de humor para hacer el amor. Las relaciones sexuales, pues, se cumplen a toda prisa, cuando no son escamoteadas. La misma situación puede desarrollarse si las relaciones sexuales tienen siempre lugar a una misma hora del día, como, por ejemplo, por la mañana al despertar, o en ciertas condiciones solamente, como, por ejemplo, después de haber tomado un baño o una ducha. Un mínimo de reflexión debería permitir a la pareja el evitar la cristalización de tal o cual rutina.

Las experiencias excitantes

Para la mayoría de las parejas, el dormitorio es el único lugar reservado al amor y las actividades amorosas están estrictamente confinadas a la cama. Pero el placer de experimentar diferentes situaciones es prácticamente ilimitado. Estas nuevas situaciones, además, acrecientan la espontaneidad y la excitación. Cuando la técnica amorosa debe ser adaptada a un nuevo medio (el sofá del salón, la mesa de la cocina, por ejemplo), la pareja se ve casi obligada a descubrir nuevas posiciones y sensaciones. Sólo el pensamiento de que podrían sorprenderles haciendo el amor encima de la mesa de la cocina, actúa como un excitante para ciertas parejas. El cambio de decoración puede hacerse espontáneamente, siguiendo la inspiración del momento, pero puede también ser preparado: luz y

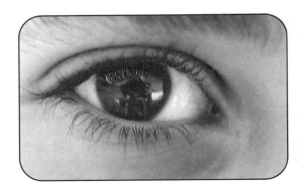

música suave, alguna cosa para picar y beber, el fuego en la chimenea, pueden hacer maravillas para una pareja que ha caído en la monotonía sexual.

Los juegos del placer

A menudo, el temor de «no estar a la altura» puede impedir a uno u otro miembro de la pareja el relajarse lo suficientemente, lo cual puede perturbar la excitación y el placer. Después de varias tentativas infructuosas, las emociones negativas pueden acumularse. No sería pues exagerado repetir que una relación sexual puede ser a la vez bien conseguida y gratificante sin que haya forzosamente ni penetración ni orgasmo. La exploración del cuerpo del otro da satisfacciones físicas y emocionales, y por lo general las tensiones se alivian cuando las relaciones sexuales son consideradas, de vez en cuando, como un juego sensual.

La mayoría de las parejas hacen siempre el amor en la misma posición. La más extendida es la llamada «del misionero», en la cual la mujer está tendida de espaldas y el hombre tendido de frente sobre ella. Dado que esta posición implica un elemento de sumisión por parte de la mujer, ésta, a la larga, puede sufrir una frustración tanto física como afectiva. Pero incluso las posiciones más estimulantes acaban perdiendo su encanto si son repetidas sistemáticamente, pues el desarrollo de las sensaciones se vuelve entonces demasiado previsible.

En una relación sexual, es particularmente importante el que ambos miembros de la pareja manifiesten sus sensaciones y sus sentimientos. Si no expresan sus necesidades, sus preferencias y, eventualmente, sus repugnancias, no se ofrecen en realidad los medios de colmarse recíprocamente. La situación puede ser satisfactoria durante un cierto tiempo, pero, tarde o temprano, aquel de los miembros de la pareja que no vea colmadas sus necesidades perderá el interés por el juego sexual.

El agotamiento

El riesgo de caer en el aburrimiento sexual es muy grande entre las personas estresadas. Estas personas, generalmente, vuelven tarde a casa, después de una jornada agotadora, pensando ya en las tareas que les aguardan para el día siguiente. Eso cuando no se llevan trabajo para hacer en casa por la noche o durante el fin de semana. Es una situación en la cual el otro miembro de la pareja tiene la impresión de contar cada vez menos y, naturalmente, la relación sexual se resiente. Aquel o aquella que se siente descuidado, tiene tendencia a vengarse, rehusando las raras veces que sea solicitado. Y la relación alcanza así el estadio en que las relaciones son cada vez más espaciadas y más rápidamente expedidas, lo cual acaba por destruir la armonía de la pareja.

6. El placer amenazado

Tanto en el hombre como en la mujer, los trastornos sexuales que ponen en peligro a la pareja, las disfunciones orgánicas o psíquicas, actualmente tienen tratamiento.

La obsesión del tamaño del pene

«Durante mi tiempo libre, practico mi deporte favorito: la natación. Este ejercicio me da ocasión de encontrarme en los vestuarios con otros hombres. Y, dado que nos duchamos, puedo ver su sexo, lo cual me pone de manifiesto que el mío es muy pequeño comparado con los suyos. Tengo veintidós años y estoy enamorado de una joven que también me ama. Nos besamos, nos acariciamos, estamos muy bien juntos, pero no me atrevo a ir más lejos, a "dar el paso", porque temo que ella se burle de mi pene. Mide ocho centímetros en estado de reposo. Me temo que una mujer no pueda satisfacerse con un sexo de ese tamaño.»

La angustia de Jérôme se hace patente en esta confidencia: miedo al ridículo y, también, de no estar sexualmente a la altura. Y esta angustia la comparten –erróneamente, como vamos a ver– un gran número de hombres. Recapitulemos: el tamaño del pene, en reposo o en erección, varía de un individuo a otro. Milímetro más milímetro menos, la longitud media del pene en reposo es de 8,5 centímetros a 10 centímetros, siendo su circunferencia de 7,6 a 8,8 centímetros. En erección, las longitudes medias indicadas por el informe Kinsey son las siguientes: el 12 % de los hombres tiene un pene de 10,2 a 12,3 centímetros; el 20 % tiene un pene de 12,7 a 15 centímetros; un 45 % de hombres tiene un pene de 15,2 a 17,6 centímetros; otro 20 % tiene un pene de 17,8 a 20 centímetros; y el 3 % restante tiene un pene de más de 20,3 centímetros.

Encuestas y estudios, notablemente los de los célebres sexólogos norteamericanos Masters y Johnson, permiten afirmar que, cuanto más grande es un pene en estado fláccido, menos aumenta de tamaño cuando está en erección.

Conviene señalar que la morfología del individuo puede intervenir en las dimensiones del pene. Un hombre muy alto y delgado suele estar dotado de un

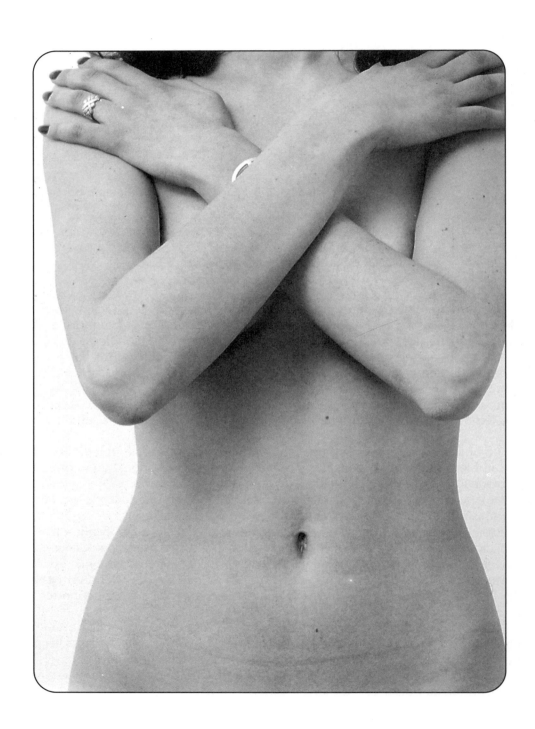

pene largo; un hombre cuyo peso esté un 15 % por encima del peso normal, posee por lo general un pene más desarrollado en grosor que en longitud.

Veamos algunas cifras sobre la circunferencia del pene en erección: para una longitud de 16 centímetros corresponde una circunferencia de 9 a 13,2 centímetros; para una longitud de 14 corresponde una circunferencia de 11,7 a 13,7; para una longitud de 17,5 corresponde un circunferencia de 12,4 a 14. Estas mediciones han sido efectuadas en el transcurso de un estudio sobre ciento veinte individuos de raza blanca y solamente pueden ser consideradas como «muestras» y no como «tablas» universales que sirvan de modelo absoluto.

La virilidad no se mide en centímetros

Los sexólogos de todo el mundo son a este respecto absolutamente formales: las dimensiones del miembro viril no intervienen en la calidad del placer dado y experimentado. El bloqueo psicológico que sufren muchos hombres que tienen, o que creen tener, un pene demasiado pequeño, no toma en cuenta los hechos anatómicos referidos a la mujer: la vagina mide de 8 a 9 centímetros de largo y, bajo los efectos de la excitación, se alarga alrededor de 2,5 centímetros más. Así pues un pene en erección de 10 a 12 centímetros llena perfectamente la cavidad vaginal. Incluso si éste no fuera el caso, la mujer sentiría el placer preorgásmico y orgásmico, puesto que la vagina solamente es sensible en su primer tercio de longitud, a partir del orificio vaginal.

Contrariamente, la penetración de un pene de 20 centímetros, o más largo aún, puede provocar una distensión de los tejidos vaginales y hacer que la relación sea dolorosa.

Solange, de treinta y dos años, escribe:
«Permítame que le comunique mi experiencia personal. Dominique era un hombre guapo, de un metro ochenta de altura, muy bien plantado. Emanaba de él una seducción a la cual no pude resistirme. De salida en salida, acabé por aceptar ir a su casa. Allí, me confesó sus inquietudes respecto a la dimensiones de su pene: veintiún centímetros en erección. Sus palabras me hicieron sonreír y le tranquilicé. Pero, cuando me penetró, no pude reprimir un grito de dolor. Me pareció que mi vagina se distendía tanto que iba a romperse. Era intolerable. Dominique reconoció que ya había sufrido otras reacciones iguales por parte de sus amigas. No he vuelto a verle. Hoy estoy casada con Sylvain, cuyo sexo de doce centímetros en erección me proporciona los más grandes goces.»

Numerosos testimonios ponen en evidencia el hecho de que no hay relación entre las dimensiones del pene y la superioridad erótica. He aquí, entre tantas otras, dos cartas sobre la cuestión. Dejamos la palabra a Muriel, de veinticuatro años, primero, y a Laurence, de veinte años, después:

«Mi marido tiene un pene que en erección mide nueve centímetros y medio. Antes de que hubiéramos tenido relaciones sexuales, él se sentía terriblemente angustiado, convencido de que no podría satisfacerme. Pero desde la primera vez –los dos estábamos muy excitados, muy enamorados, como lo seguimos estando– que me penetró tuve una sensación de plenitud en mi vagina que, junto con su vaivén rápido, violento casi, me condujo a un orgasmo maravilloso. Estamos casados desde hace cuatro años y puedo asegurar que no hay ninguna razón por la cual un hombre tuviera que depender del tamaño de su pene para hacer sexualmente feliz a una mujer.»

«El sexo de Hervé hace mi felicidad. En estado de reposo es tan bonito como un pájaro en su nido. Lo tomo entre mis manos y se hincha, conservando unas proporciones adolescentes. Yo había visto, de niña, por azar, el pene de mi tío y me pareció tan grande, tan animalesco, que conservé siempre un recuerdo aterrador. Durante años pensé que si un sexo semejante entrase en mí, me atravesaría, me desgarraría... Huía del amor. Después conocí a Hervé, su ternura, su dulzura..., su sexo. Todos mis temores se disiparon y el hombre al que amo me da infinitos placeres con su pene de diez centímetros en erección.»

Estas confidencias tranquilizadoras, y muchas otras que lo son igualmente, prueban que la calidad del placer no viene determinada por el tamaño del pene. Sin embargo, los hombres no terminan de debatir este tema, ignorando o queriendo ignorar que no es el tamaño del pene lo que importa, sino más bien la forma en que se utiliza. Lo mismo que ignoran que algunas posiciones son más favorables que otras para la intromisión en profundidad. Por ejemplo, en la posición del misionero, donde el hombre está tendido sobre la mujer, solamente los dos tercios del pene penetran en la vagina. Pero si la mujer alza las piernas y dobla las rodillas, el pene entra en ella de dos a tres centímetros más. Lo mismo ocurre cuando la mujer está sentada a horcajadas sobre el hombre, con el busto muy erguido. La posición llamada a lo «perrita» es igualmente recomendable: la mujer arrodillada separa las piernas y se apoya en sus brazos extendidos; el hombre, arrodillado también, detrás de su pareja, puede entonces introducirle al máximo su pene en la vagina.

Otra técnica que permite a la mujer «sentir» perfectamente en ella el miembro viril, se basa en contraer los músculos de la vagina a fin de encerrar más estrechamente el pene de su compañero. Los músculos del orificio y de la funda vaginal son unos esfínteres, lo mismo que los que rodean el ano, y todas las mujeres pueden contraerlos voluntariamente. Aquellas que tengan dificultades para hacerlo, lo conseguirán si se entrenan introduciéndose en el orificio vaginal un objeto que tenga más o menos la forma del pene. Una decena de minutos de ejercicio, cotidianamente, darán excelentes resultados al cabo de unos días. La mujer utilizará cada vez objetos más pequeños, reforzando así los músculos para que éstos se contraigan de la misma manera alrededor del pene del compañero.

Un especialista norteamericano en obstetricia, el doctor H. Kegel, ha desarrollado unos ejercicios que refuerzan la banda de músculos que rodea la vagina. Se trata de unos ejercicios muy simples, que se pueden practicar en todo momento y en todo lugar: en casa, mientras la mujer se ocupa de las faenas del hogar, escribiendo a máquina en la oficina, en los transportes públicos. El músculo que debe trabajarse es el del perineo. Para localizarlo, cuando la mujer orina debe interrumpirse varias veces seguidas. Éste es precisamente el músculo que se contrae.

Los ejercicios de Kegel se practican tres veces al día.

Primer ejercicio: contraiga el músculo durante tres segundos, aflójelo luego durante otros tres segundos. Después, empuje como si estuviera en el retrete, también durante tres segundos. Alterne ambos movimientos el mayor tiempo posible, pero sin hacerlo durante más de cinco minutos. Al cabo de unos días, la mujer tiene que llegar, en el transcurso de las diferentes fases de los ejercicios, a alrededor de trescientas contracciones voluntarias diarias, contracciones que podrá efectuar durante el transcurso de la relación sexual, abrazando más estrechamente en su vagina el pene de su compañero.

Aumentar el tamaño del pene

Éste es el sueño de todos aquellos que creen que las dimensiones de su sexo son demasiado modestas. Sueño alimentado por un alud de publicidad de cremas, masajes, extensores de todas clase, métodos inspirados en la medicina china o japonesa.

Los sexólogos más serios han estudiado los diversos métodos propuestos. Sus conclusiones no son favorables a tales tratamientos, costosos a veces, inútiles siempre.

Entonces, ¿sólo cabe la desesperanza para los «penes pequeños»? Absolutamente no: el saber hacer amoroso y el amor compartido aportan a la pareja la entera satisfacción sexual, la cual es uno de los elementos más preciosos de la vida en común.

LA EYACULACIÓN PRECOZ: UN TRASTORNO QUE PUEDE CURARSE

Los hombres que padecen este trastorno, lo sufren tanto en su orgullo como en su amor por su compañera. La vida de la pareja, en su totalidad, se ve rota por este desfallecimiento.

«Cuando nos casamos, Aline y yo hacíamos el amor como locos. Ella tenía cada vez varios orgasmos y yo podía «durar» cuanto tiempo hiciera falta para su placer. Después nació nuestra hija. Aline tuvo un parto muy difícil y una recuperación tan dolorosa que después ya no deseaba tener otro hijo. Además, no soportaba la píldora ni el esterilet. Adoptamos pues como método anticonceptivo el coito interrumpido. Yo me retiraba en cuanto sentía venir la eyaculación. Aline casi no sentía placer, pues sobre todo le preocupaba que yo me retirara a tiempo. Por mi parte, el juego sexual había perdido gran parte de su atractivo y me daba cuenta de que cada vez eyaculaba más rápidamente, como si quisiera librarme cuanto antes de una tarea penosa.» (Didier, 27 años.)

«He intentado pensar en otra cosa, en el dinero que debo al fisco, en mis dificultades profesionales, en que debo cambiar de coche... No hay nada que hacer... Eyaculo en cuanto mi pene entra en contacto con el sexo de mi mujer. Ahora ella me manifiesta una frialdad que yo soporto difícilmente: la quiero y me siento humillado por no poderle dar el placer que ella esperaba de nuestra unión.» (Rémy, 29 años.)

«Julien es un marido maravilloso, tierno y dulce, lleno de atenciones para conmigo. Compartimos los mismos gustos y seríamos muy felices si, cuando hacemos el amor, él consiguiera hacer durar nuestro placer. Pero, al cabo de dos minutos apenas, Julien ya no puede retener su eyaculación, un tiempo demasiado breve para que yo haya podido alcanzar el orgasmo.» (Martine, 31 años.)

«Estoy desesperado, no me atrevo a acercarme a una chica. He sufrido tantos fracasos desde los dieciocho años... Y ya desde la primera vez que hice el amor: eyaculo en unos segundos.» (Xavier, 25 años.)

Estos testimonios expresan la desesperación de muchos hombres, de muchas parejas. Son la triste queja de la eyaculación precoz. Pero apresurémonos a tranquilizar a las víctimas de este trastorno sexual. La curación es posible en todos los casos. Más adelante volveremos sobre esta cuestión, pero definamos primero qué es la eyaculación precoz. Los sexólogos la consideran como tal cuando se produce entre treinta y noventa segundos después de la penetración.

Afecta del 20 al 25 % de los hombres de cualquier edad. Y es el motivo más frecuente de consulta sexológica.

Esta consulta es indispensable para la curación, pues solamente el médico puede diagnosticar las causas de la eyaculación precoz y prescribir un tratamiento adecuado. Se distinguen dos tipos de eyaculación precoz:

- *primaria*: la producida desde los primeros encuentros sexuales;
- *secundaria*: sobreviene después de un período más o menos largo de vida sexual normal.

A través del interrogatorio del paciente y, eventualmente, de la pareja, el médico determina el tipo de eyaculación precoz. Los factores determinantes de este trastorno son, generalmente, las primeras experiencias sexuales, que fueron apresuradas, incompletas, incómodas por el temor a ser sorprendidos, por la práctica del coito interrumpido (retirarse antes de la eyaculación). En ningún caso, la eyaculación precoz está relacionada con unos hábitos de masturbación.

Los tratamientos

Repitamos que la elección de los mismos corresponde al médico y que el éxito de la terapia depende de la colaboración de la pareja.

El «stop and go»

Éste el método desarrollado por un médico norteamericano, el doctor James Semans. La mujer estimula el pene del sujeto y suspende la actividad en el momento en que él siente la sensación de eyaculación. A continuación, lo estimula de nuevo. El sujeto hace así el aprendizaje del control de su eyaculación. Puede asimismo aplicar este método de entrenamiento en ausencia de su pareja, por masturbación manual, respetando el principio de *stop* (parar) y *go* (seguir). Son necesarios al menos tres meses de tales «ejercicios» antes de «reacondicionar» la eyaculación. La ventaja es que se trata de un tratamiento que no acarrea ningún gasto y no exige obligatoriamente la ayuda de la pareja.

El «squeezing»

Los sexólogos norteamericanos Masters y Johnson han obtenido en su clínica de Saint-Louis resultados positivos espectaculares, y estables, en el tratamiento de la eyaculación precoz. La terapia aplicada se dirige a la pareja: es el *squeezing*, voz inglesa que significa apretar. Se trata de una compresión del glande ejecutada por la pareja durante el desarrollo de los ejercicios programados por el sexólogo que dirige el tratamiento.

En una primera etapa, la mujer está sentada con las piernas abiertas, apoyada en unas almohadas. El hombre se tumba boca arriba, entre las piernas de su compañera, separa bien las piernas y alza las rodillas. En esta posición, el hombre presenta sus órganos genitales a su compañera. Ésta provoca la erección del hombre masturbando la corona del glande entre sus dedos medio e índice juntos, y poniendo la yema del pulgar sobre el frenillo del pene. En el momento en que la eyaculación va a producirse, la mujer aprieta esos tres dedos, sin modificar su posición, alrededor de la base del glande. Mantiene esta compresión durante tres o cuatro segundos, lo cual suprime inmediatamente en el hombre la necesidad de eyacular y hace también que la erección disminuya entre un 10 y un 30 %. La mujer prosigue entonces la masturbación, alternando asimismo la compresión oportunamente. La sesión durará de quince a veinte minutos. Estos ejercicios se repetirán durante dos o tres días. Tendrán como resultado el suprimir totalmente la eyaculación que se produce normalmente después de la masturbación.

En una segunda etapa, el hombre está completamente tendido de espaldas; su pareja, arrodillada, le cabalga a la altura de los órganos genitales, con las manos apoyadas en los hombros del hombre. En esta posición, el hombre penetra a la mujer; el uno y el otro permanecen inmóviles. En cuanto el hombre siente que va a eyacular, avisa a su pareja y ésta se retira y practica la compresión del pene durante dos o tres segundos. La mujer volverá a ocupar seguidamente su posición sobre el hombre, quien la penetrará de nuevo. Observarán la misma consigna de inmovilidad, lo cual permite al hombre habituarse (o rehabituarse) al contacto de la vagina.

El ejercicio se repetirá durante varios días, al término de los cuales se autorizará al hombre a hacer algunos movimientos, mientras que la mujer deberá continuar inmóvil. La pareja llega así a pasar de quince a veinte minutos sin que el hombre eyacule. En el transcurso de las siguientes etapas, se autorizará el coito, primero en posición lateral para pasar luego a las demás posiciones coitales.

El biofeedback

Se trata de una técnica relativamente reciente que consiste en estimular eléctricamente los músculos del control de la eyaculación hasta que el paciente los haya identificado. Deberá entonces contraerlos él mismo, sin estimulación eléctrica, y aprender así a controlar su eyaculación.

Este método se practica en el gabinete de un médico equipado con el material específico. Dos sesiones de una media hora por semana durante alrededor de dos meses, seguidas de un «entrenamiento» personal de diez sesiones diarias de cien contracciones de los músculos pélvicos, dan resultados interesantes. El porcentaje de fracasos es de alrededor del 5 %.

La hipnosis y las inyecciones en el pene

El doctor Gilbert Tordjman ha puesto recientemente a punto un nuevo método de tratamiento de la eyaculación precoz en dos fases:

1. Dos sesiones bajo hipnosis médica de la pareja, la cual permite especialmente luchar contra la angustia del sujeto, angustia provocada por su temor al fracaso sexual.

2. Seis sesiones de inyecciones en el pene de Prostaglandina E1, espaciadas una semana, que aseguran una erección de unas tres horas, lapso de tiempo

que permite a la pareja, mediante etapas progresivas, conocer niveles de excitación intensa, calmar la angustia de la eyaculación precoz y paliar la frustración de la mujer.

Los medicamentos

Los tratamientos medicamentosos apenas son eficaces. Normalmente se basan en la prescripción de calmantes contra la ansiedad, de antidepresivos que retardan la eyaculación pero que acarrean problemas de erección y hacen disminuir el apetito erótico. En la mayoría de los casos, los resultados positivos no se manifiestan más que durante el transcurso del tratamiento. Una vez es interrumpido, vuelve la eyaculación precoz.

Los diversos productos para uso local –cremas, pomadas, vaporizadores– insensibilizan la zona del glande, del frenillo y de la corona. Esta especie de anestesia temporal retrasa la eyaculación, pero su duración es limitada. Se trata, sin embargo, de una solución a tener en cuenta. Siempre es preferible pedirle al médico que nos prescriba un producto que no irritará esa zona tan sensible sobre la cual va a ser aplicado. Pero, en fin, esos productos de uso local no son más que paliativos y no tratamientos específicos para combatir la eyaculación precoz.

LAS DIFICULTADES DE ERECCIÓN Y LAS IMPOTENCIAS

Nada afecta más al hombre, sea cual sea su edad, que los desfallecimientos de su virilidad. Esta falta de erección no sólo acarrea la angustia del fracaso sino que incluso es el origen de verdaderos «fallos sexuales».

La erección es un fenómeno fisiológico que se produce de la misma forma en todos los hombres.

En reposo, el pene es pequeño, blando y arrugado. ¿Cómo se pone liso y duro bajo los efectos de una estimulación que puede ser auditiva (un timbre de voz, un murmullo), visual (visión de la desnudez, de imágenes excitantes), táctil (el contacto de un cuerpo) y a veces olfativa (perfume, olores corporales)? Para responder a esta pregunta, examinemos la anatomía del pene.

El pene encierra tres pequeños globos, dos de ellos situados sobre la cara dorsal –los cuerpos cavernosos dispuestos a lo largo del pene– y el otro sobre la cara ventral –el cuerpo esponjoso–, atravesado en toda su longitud por la uretra, conducto por el cual transitan la orina y el esperma. Estos tres globitos están constituidos de pequeños alvéolos que se llenan de sangre bajo el efecto del deseo sexual. Esta sangre es aportada por una red de arterias muy finas. Las venillas que se hallan en los globitos reciben la sangre y se cierran por un sistema de esfínteres que las hace absolutamente herméticas. Así, bajo la presión de la sangre mantenida prisionera, el pene se pone liso y duro, y apunta hacia arriba y hacia adelante. Éste es el fenómeno de la erección, siempre reflejo, es decir, no mandado por la voluntad.

Puede ocurrir, incluso a hombres jóvenes, que se tengan dificultades de erección. La erección es un fenómeno vascular, en el cual la hinchazón y la rigidez del pene provienen del aflujo de sangre a los cuerpos cavernosos. Pero la erección es también un reflejo que tiene diversos puntos de partida: masturbación, fantasma erótico, contacto, visión, audición. Este reflejo puede por tanto verse perturbado por diferentes elementos: temor a «no estar a la altura», miedo a «hacer un hijo», ansiedad provocada por problemas cotidianos (dinero, familia, profesión), falta de tiempo...

«Nos hemos comprado un piso, invirtiendo en él todos nuestros ahorros, y nos hemos endeudado para varios años. Desde luego, somos felices de estar «en nuestra casa», pero... Sí, siempre hay un pero, y éste concierne a nuestra vida sexual. Yo sigo sintiendo, al contacto de mi mujer, Marie-Noëlle, la misma excitación. Nos acariciamos y yo no tardo en tener una hermosa erección. Después, infaliblemente, empiezo a pensar en las letras que nos quedan por pagar y en todo lo que todavía nos falta comprar para equipar la casa. El resultado: que mi erección se esfuma. Esto me tortura, pues me pregunto si no será que me estoy volviendo impotente. ¡A los treinta años! La concordancia de mis desfallecimientos sexuales y de mis preocupaciones pecuniarias no se me ha escapado. Pero no consigo olvidarme de esos problemas de dinero. ¡Es obsesivo!»

Este ejemplo de la carta de Jean-Luc es suficiente para ilustrar una realidad sexual: la fragilidad de la erección. En el caso que acabamos de citar, se trata de un hombre joven, con buena salud, que lleva una vida higiénica de la que excluye los excesos de tabaco y de alcohol. Las perturbaciones de la erección son debidas a causas psíquicas. No pueden borrarse con un toque de varita mágica ni hacer que a Jean-Luc le toque la lotería para que ya no vuelva a tener preocupaciones de dinero. ¿Dónde está pues la solución? En primer lugar hay que evitar que se instale tal situación, no caer en la lógica del fracaso. Uno, dos, tres, cuatro desfallecimientos, son cosas que pasan y que no deben asustarnos. Pero, si estos desfallecimientos se reiteran, es indispensable encarar el problema de frente, buscar las causas y analizarlas. Ya la sola toma de conciencia es un gran paso hacia la vuelta a la normalización. A continuación, hablar con la pareja, quien, al no ignorar nada de esos trastornos eréctiles, se tranquilizará por el hecho de que el hombre lo asuma y tenga la voluntad de superarlo. Finalmente, si el hombre desarrolla su saber hacer amoroso, si prolonga los preludios hasta alcanzar un estado de excitación extrema y lo alimenta mediante sus fantasmas favoritos, y los comparte o no con la mujer, según sus gustos, dará también un importante paso adelante, pues éste es un buen método para mantener el tono sexual. Raros son los hombres que no tienen fantasmas, aunque no se trate forzosamente de ponerlos en práctica. Vivirlos en la imaginación basta en la mayoría de los casos.

Otro punto importante: concentrarse en la pareja, en la suavidad de su piel, en el olor de su cuerpo, y dejarse invadir por las sensaciones, tener una actitud absolutamente abierta a la sensualidad, al instinto «animal» que dormita en cada uno de nosotros.

Más preocupantes y graves que las dificultades pasajeras de la erección son «las incapacidades repetidas para mantener una erección lo suficientemente rígida para emprender o culminar una penetración». Estas palabras del doctor Henry Dermange son una definición precisa de la impotencia. Cualquier hombre que conozca tales problemas de erección debe consultar al médico sin tardanza, antes de que se instale en él un sentimiento permanente de fracaso que se extendería a otros ámbitos ajenos a la sexualidad. El médico, a través de una serie de preguntas, de distintos exámenes médicos y de análisis de laboratorio, establecerá un diagnóstico e instaurará el tratamiento o los tratamientos apropiados.

Se distingue la impotencia primaria, que existe desde el comienzo de la vida sexual, de la impotencia secundaria, que sobreviene después de un período más o menos largo de vida sexual satisfactoria. Tanto en uno como en otro caso, se impone la búsqueda de las causas que la determinan.

Estas causas son:

Psicológicas. Depresión, choques psíquicos, desvalorización de sí mismo.

Medicamentosas. Por diuréticos, antidepresivos, neurolépticos, tranquilizantes, píldoras antihambre o anticolesterol, que pueden acarrear graves dificultades de erección.

Vasculares. Estrechamiento de las arterias que aportan al pene la sangre indispensable para la erección. Falta de hermeticidad del sistema venoso, lo cual provoca la imposibilidad de mantener la erección.

Endocrinas. Tasa insuficiente de testosterona, la hormona masculina.

Tóxicas. Abuso de tabaco, alcohol, drogas.

Más simplemente, pueden clasificarse las causas de la impotencia en psicológicas y fisiológicas.

La edad es igualmente un factor a tener en cuenta. Masters y Johnson han observado las reacciones sexuales de hombres de más de sesenta años: en el individuo joven, la erección es completa al cabo de tres a cinco segundos; este tiempo se dobla e incluso se triplica en el hombre de edad. La potencia de eyaculación se reduce a la mitad. Después de la eyaculación, el pene pierde la tumescencia inmediatamente. Pero no se trata aquí de impotencia. El riesgo que se produce es que el hombre, poco satisfecho de sus proezas sexuales, de las cuales la compañera ignora o prefiere ignorar las necesidades eróticas, puede llegar a la impotencia secundaria. Pero la edad no acarrea ni la desaparición del deseo ni la de la posibilidad de la relación sexual, incluso más allá de los setenta y hasta de los ochenta años. A condición de tener una buena higiene de vida, un estado general médicamente controlado y no renunciar a la práctica sexual, puesto que ésta es el mejor medio de mantener la posibilidad de erección.

En el caso de verdadera impotencia, se recurrirá a tratamientos adecuados, prescritos por el médico. Y sobre todo no deberá hacerse una terapia «salvaje», absorbiendo afrodisíacos y estimulantes diversos, que no tienen ningún poder curativo y además pueden desencadenar efectos secundarios dañinos. Repetimos, solamente el médico debe intervenir, y, si lo estima necesario, dirigir al paciente hacia un urólogo por si fuera oportuno considerar la microcirugía o hacer implantes en el pene.

La sexoterapia

Este método de tratamiento se basa en los trabajos de Masters y Johnson: una pareja de terapeutas guía a la pareja cuyo hombre tiene dificultades de erección. El paciente y su compañera deben aprender que son iguales en el terreno sexual y que el hombre puede, sin perder su dignidad, aceptar las sensaciones de placer y, sobre todo, aceptar el asumir un papel pasivo. La cura comienza por la reeducación de la erección. La mujer estimula las zonas erógenas del hombre sin tocarle el pene. Si la erección se produce y desaparece, el hombre no debe experimentar ningún sentimiento de fracaso, sino que, al contrario, debe constatar que no existe problema psicológico: la presencia de una erección, incluso frágil, es la prueba.

En el estadio siguiente, la pareja estimula manual o bucalmente el pene hasta que éste alcance la excitación máxima. Ésta puede caer, pero si el hombre se libra de su temor al fracaso, se dará cuenta de que la erección volverá.

La penetración no será autorizada hasta que el hombre haya adquirido una total confianza en sí mismo. El coito tendrá lugar estando el hombre tendido. A partir de aquí la pareja podrá adoptar las posiciones siguientes: la mujer cabalgando al hombre, frente a frente; la mujer acuclillada sobre el hombre, dándole la espalda; el hombre y la mujer tumbados de costado, teniendo ella las rodillas dobladas, subidas hacia el pecho, y el hombre penetrándola por detrás. En el transcurso de estas penetraciones, los movimientos deben ser muy mesurados; el vaivén coital sólo se realizará al final del tratamiento. La cura dura alrededor de tres semanas y será reemprendida, durante un período más corto, en caso de recaída.

Estas pocas líneas no hacen más que esquematizar un tratamiento complejo, que solamente puede tener éxito si hay una estrecha colaboración entre los terapeutas y los dos miembros de la pareja, así como entre el hombre y la mujer que la componen.

Algunos testimonios

«Annabel y yo pronto hará diez años que estamos casados. Nos entendemos bien y nuestro amor es siempre muy vital. Hace tres años nos ocurrió una gran desgracia: nuestro hijito, Gédéon, nos fue arrebatado por una grave y brutal enfermedad. El choque fue terrible tanto para Annabel como para mí. Ella se recuperó a fuerza de voluntad, mientras que yo me sumí en una verdadera depresión. Yo no tenía ganas de nada, sólo de volver a ver a mi pequeño Gédéon. Fue durante este período cuando comencé a tener dificultades de erección. ¡Sin haber cumplido los treinta años! Hoy, eso no mejora y me avergüenzo delante de Annabel.» (Jean-Loup, 32 años.)

Esta confidencia exige de nosotros un comentario. Estamos ante un caso de impotencia secundaria, puesto que Jean-Loup conoció una vida sexual normal antes del drama de la desaparición de su hijo. El estado de depresión acarrea a menudo dificultades de erección e incluso la imposibilidad de la misma. ¿Qué hacer? Consultar sin vacilar. Las dificultades experimentadas no son absolutamente irreversibles. El médico ayudará al hombre, primero a cuidar su depresión, con medicamentos sin peligro para su salud sexual. Desembarazado de su angustia y de su vergüenza (es él mismo quien emplea esta palabra), sostenido por la comprensión y el amor de su mujer, recuperará su virilidad.

«Nunca se me habría ocurrido pensar que esto me pasaría a mí, pues desde los diecinueve años hacía el amor varias veces por semana, tanto para mi gran placer como para el de mis amigas. ¡Y hete aquí que la cosa se ha acabado! El deseo sigue presente, pero la realización es imposible. Mi mujer se las ingenia para excitarme y yo paso revista a mis fantasmas más locos, pero mi sexo permanece lamentablemente blando. Sin embargo, gozo de buena salud, sólo tengo colesterol y para controlarlo hace dos años que tomo un medicamento que me prescribió mi médico.» (Roger, 59 años.)

La causa de los problemas de Roger es probablemente el colesterol o, mejor dicho, el medicamento que toma para combatirlo. La mayoría de los productos anticolesterol tienen como efecto secundario el provocar perturbaciones en la erección, y esta acción desfavorable se manifiesta al cabo de unos meses. Felizmente, todos los anticolesterol no actúan de manera tan desastrosa. El médico podrá modificar el tratamiento.

«Mientras que los hombres de mi edad están en plena posesión de su virilidad, yo soy impotente. De hecho, lo he sido siempre. Jamás he tenido verdadera erección en presencia de una mujer. Llego a veces por la masturbación. No me atrevo a ir a ver a un médico.» (Loïc, 27 años.)

Y eso es precisamente lo que conviene hacer. ¡Y con urgencia! Ésta es una situación que no se arreglará por sí sola. Es necesario establecer un diagnóstico. Es preciso conocer las causas de la impotencia para poder tratarla. El médico interrogará largamente al paciente, le hará sin duda pasar diversos exámenes; dosificaciones hormonales le indicarán si la tasa de hormonas masculinas que posee son suficientes; mediante el efecto Doppler le evaluará la capacidad de irrigación sanguínea del pene; por la pletismografía el médico podrá identificar el tipo de impotencia, determinar si es orgánica o psíquica. Y solamente a partir de los resultados de estos exámenes el médico prescribirá los tratamientos adecuados.

Lucien nos dice: «He oído hablar de inyecciones en el pene que permiten recuperar al hombre de edad la virilidad de su juventud. Tengo sesenta y siete años pero ya no tengo erecciones».

Ese tratamiento existe, desde luego. Se trata de aplicar en el pene inyecciones de Papaverina, un vasodilatador que provoca una erección al cabo de unos diez minutos, erección que puede durar de treinta minutos a dos horas. Las inyecciones, aplicadas con agujas muy finas, son indoloras. Pero puede ocurrir que la erección persista más allá del tiempo previsto. Este accidente, rarísimo, exige una intervención urgente, pues este estado de erección «rebasada», llamada priapismo, puede acarrear una impotencia definitiva.

EL SÍNDROME PREMENSTRUAL: AFECTA AL 77 % DE LAS MUJERES

Los trastornos que preceden a las reglas, los sufren muchas mujeres (el 77 %, según una reciente encuesta de la International Health Fundation); pocas sin embargo lo designan con el nombre de síndrome premenstrual, como lo llaman los médicos y más particularmente los ginecólogos. Este síndrome tiene una influencia cierta sobre la vida de la pareja, tanto por sus manifestaciones fisiológicas como psicológicas.

En la mayoría de los casos, los trastornos comienzan varios días antes de las reglas, aumentando de intensidad hasta su aparición, y desvaneciéndose en cuanto sobreviene la menstruación. Por lo tanto la mujer puede sufrir eventuales trastornos durante unos ocho o diez días cada mes.

Fatigada, nerviosa, irritable, se vuelve agresiva con su entorno y más particularmente con su marido. Siente malestares como dolor de cabeza, hinchazón del vientre, tensión dolorosa en los senos, todo lo cual acentúa su estado de fatiga y le perturba en sus actividades familiares, sociales o profesionales. Algunas mujeres, durante este período, ganan peso. El apetito sexual, la líbido, influida por el síndrome premenstrual, lo mismo baja o desaparece que, contrariamente, se exacerba.

«Desde la edad de trece años –el tiempo de mis primeras reglas–paso diez días difíciles, por no decir espantosos, antes de que el flujo venga y me alivie de mis miserias. Tengo dolores en el vientre, a veces agudos, como si me clavaran cuchilladas. Tengo los riñones "rotos", los senos tan hinchados, tan sensibles que hasta me cuesta soportar el contacto del sujetador. Mi madre me decía que se me pasaría cuando me casara. Pero, en lo que respecta a esta cuestión, mi matrimonio no ha cambiado nada. Mi madre también me aseguraba que el nacimiento de un bebé me libraría de mis malestares. He tenido dos hijos y sigo sufriendo cada mes.» (Stefanella, 37 años.)

«Durante los días que preceden a mis reglas, mi carácter se modifica y, lamentablemente, no en el buen sentido. Soy absolutamente odiosa, chillona, agresiva. Mi marido soporta mi mal humor con filosofía. Con el paso de los años sabe que paso cada mes un período difícil durante el cual las exigencias de mi fisiología femenina me hacen perder el control. Mi hija de diez años, por el contrario, no puede comprender por qué, algunos días, yo no tengo ninguna paciencia con ella, llegando incluso a abofetearla injustamente. Entonces me siento culpable, me juro a mí misma no volver a empezar..., pero, al mes siguiente, vuelvo a estar metida en esa espiral tormentosa.» (Fanny, 31 años.)

Otros testimonios ponen en evidencia las manifestaciones del síndrome premenstrual: Fabienne engorda dos kilos, Emma acumula errores en su trabajo, Fanny tiene crisis de lágrimas, Ginette sufre migrañas que le obligan a quedarse en su habitación, con las persianas cerradas... A este sombrío cuadro cabe añadir insomnios, palpitaciones, náuseas, sofocos y otros tantos síntomas que durante siglos las mujeres han aceptado en silencio. Pero hoy, la mujer puede y debe reaccionar. El síndrome premenstrual es una realidad estudiada y reconocida por los médicos, quienes saben aligerarlo y a menudo curarlo. Consulte a su ginecólogo. Le dará consejos para vivir mejor esos días difíciles y le prescribirá un tratamiento adaptado a su caso (hormonas, vitaminas, sales minerales, tónicos venosos, etc.).

LOS TRASTORNOS DEL GOCE EN LA MUJER

La dispaurenia: Dolor y no placer

Cuando el pene penetra en la vagina y la mujer experimenta una sensación de dolor, se trata de un trastorno sexual, la dispaurenia, el cual exige sin tardanza la consulta al ginecólogo. La mujer no debe aceptar en silencio este dolor que puede llegar a convertirse en un problema grave en la relación de la pareja y llevar al cese de las relaciones.

Se distingue dos tipos de dispaurenia:

● *La dispaurenia superficial*, que se caracteriza por un dolor que aparece en cuanto el pene franquea la vulva. La causa más frecuente es una infección vaginal que actualmente se trata eficazmente. Puede igualmente tratarse de un himen demasiado estrecho, que una ligera escisión abrirá. La intervención se hace en unos minutos, con anestesia general. Se constata más raramente la existencia de una malformación vaginal.

● *La dispaurenia profunda* se manifiesta por un dolor en el fondo de la vagina, durante las relaciones. La causa más frecuente es orgánica: presencia de un quiste ovárico, que podrá ser extirpado quirúrgicamente; presencia de una salpingitis, infección de las trompas que exige un tratamiento específico de larga duración; de una endometriosis o presencia de pequeñas partículas de tejido que recubren el interior del útero y de los órganos vecinos, en cuyo caso el médico prescribirá unos comprimidos de progestágeno en dosis elevadas.

El examen ginecológico permite el diagnóstico y, a partir de éste, el tratamiento de las causas.

Si el médico no ha diagnosticado causas orgánicas, será preciso buscar las causas psicológicas de este trastorno sexual. En estas causas, a menudo se halla una educación puritana, un rechazo de «las cosas del sexo», consideradas como sucias, el peso de las prohibiciones sobre los toques y la masturbación. Si éste es el caso, la mujer experimenta durante la relación sexual un sentimiento de vergüenza y de culpabilidad.

El vaginismo: El rechazo del amor

Es una contracción involuntaria de los músculos perivaginales lo que hace imposible la penetración. Ni siquiera el examen ginecológico o la simple aplicación periódica de un tampón pueden realizarse. El vaginismo, lo más frecuentemente, es consecuencia de bloqueos psicológicos: educación culpabilizadora, inmadurez, fracaso de las primeras tentativas de relación sexual. Sin embargo, pese a que la mujer vagínica impida la intromisión del pene mediante espasmos de todos los músculos de la pelvis, puede experimentar placer e incluso el orgasmo por medio de caricias.

La frigidez: Poco o ningún placer

«La frigidez, en términos médicos, es la anafrodisia. En la mujer, supone la ausencia de excitación y de satisfacción sexual con el coito.» A esta definición enciclopédica conviene añadir el matiz de que la anafrodisia es la ausencia o disminución del deseo o del placer sexual.

Hoy en día, se distingue entre la «frigidez», que continúa siendo considerada como la ausencia de satisfacción sexual en la mujer durante el coito, y la «anorgasmia», que es la ignorancia total del orgasmo.

Frigidez y anorgasmia

Durante decenios, y en especial durante la época victoriana, bajo la influencia del puritanismo anglicano, las relaciones sexuales en la pareja no debían ser más que procreativas. El placer era considerado como diabólico, vergonzoso, al menos para la mujer. Los hombres, por su parte, no podían negar el placer que acompañaba al orgasmo. La eyaculación era la prueba. La mujer tenía no obstante la obligación de someterse al «deber conyugal» para aliviar la tensión sexual de su marido, quien, para las fantasías, sólo podía recurrir a las prostitutas.

Hace cien años, la represión sexual prohibía toda expresión de la sexualidad fuera de la procreación y del matrimonio. La masturbación era considerada como una enfermedad que causaba sordera y calvicie, y conducía a la locura.

Un cuarto de siglo antes de que los sexólogos Masters y Johnson dieran el decisivo paso adelante en el estudio de la sexualidad –con la minuciosidad científica de los norteamericanos y gracias a la ayuda del progreso en otras ciencias– y midieran el orgasmo femenino, Theodor van de Velde, un ginecólogo holandés, autor del libro *El matrimonio perfecto*, consideraba el beso genital, el cunnilinguo, como «particularmente apto para despertar la sensualidad de las mujeres frígidas e inexperimentadas». En una época en que el cunnilinguo y la felación eran considerados como perversiones, Van de Velde no vacilaba en afirmar: «El beso genital es perfectamente legítimo, moral, estético e higiénico».

Y escribía: «El coito, tal como lo quiere la naturaleza, hace sufrir a la mujer una excitación vaginal y clitoridiana combinada...», pero aconsejaba ayudar a la naturaleza acompañando la penetración vaginal de una estimulación digital del clítoris. Este método sigue siendo preconizado para permitir a la mujer «frígida» que obtenga un orgasmo en el transcurso del coito. Van de Velde otorgaba una importancia extrema al preludio, el cual provoca la excitación de la mujer y desencadena la lubrificación vaginal que facilita la penetración. Estimaba, muy correctamente, necesarios los «juegos de excitación» para provocar en la mujer «la emoción erótica», el deseo y la facultad de ser penetrada. Añadía que si faltara la emoción erótica, «cualquiera que pese a todo consumara el coito actuaría de forma estúpida y egoísta puesto que dejaría a su cónyuge insatisfecha».

Ciertamente, Van de Velde se equivocaba en muchos puntos, pero sus consejos, como los otros que hemos citado, todavía se aplican actualmente en los tratamientos sexológicos de la frigidez. Si la obra de Van de Velde obtuvo un eco enorme, la publicación de los trabajos de Masters y Johnson fue un estruendo que todavía no se ha acallado. Estos trabajos se han beneficiado de tres triunfos mayores: la tecnología, el auge de un nuevo liberalismo y el desarrollo de los medios de comunicación.

Con instrumentos de medición para apoyar sus tesis, Masters y Johnson definían así el orgasmo femenino: Una serie de contracciones involuntarias de la plataforma pélvica, de tres a quince según el nivel de excitación, espaciados en 0,8 segundos. La duración del orgasmo, pues, no rebasa los doce segundos.

La gran revelación aportada por Masters y Johnson servía para disipar las inhibiciones e incertidumbres femeninas: no había más que un solo orgasmo. Cualquiera que fuera el origen de la excitación, física mediante la estimulación del clítoris, de la vagina y de los senos, o psicológica por medio de los fantasmas, de la lectura o de la visualización de un film erótico, el orgasmo se expresaba de la misma manera, es decir, por un número variable de contracciones de la plataforma pélvica.

Ambos sexólogos norteamericanos concluían que lo esencial, para una mujer, no era el tipo de estimulación empleada sino la posibilidad de obtener el orgasmo. Conclusión que fue admitida no sin resistencias, y que aún hoy parece ser ignorada, pese a la proliferación de la información sexual que desde hace veinte años llega al público.

Anne-Marie, de treinta y ocho años, nos cuenta:

«Vivía desde hacía dos años con François y me preocupaba no sentir estrictamente nada cuando me hacía el amor; llegaba a temer y hasta a rechazar sus avances, que no me aportaban nada, y sus abrazos, que me fastidiaban más que otra cosa. Mi amor por François perecía. Finalmente me decidí a visitar a un médico y, pese a mi incomodidad para hablar de "esas cosas", lo cual no hacía jamás con mi marido, le confesé que era "frígida". Al médico sólo se le ocurrió responderme: "Búsquese un amante", lo cual, claro, me escandalizó. Ni por un instante se preocupó de saber cómo eran las relaciones sexuales entre mi marido y yo. Ni quiso enterarse de si yo conocía el orgasmo. Y, el orgasmo, lo conocía, puesto que me masturbaba desde los doce años. Pero yo no sentía nada de eso cuando François me penetraba. Y estaba convencida de que así debía conocer el orgasmo. Al cabo de unos meses, acabé por seguir el consejo del médico y me busqué un amante. Me besaba, me penetraba, se activaba largamente, tan largamente que me asfixiaba, pero yo seguía sin sentir nada. Después tuve otro amante. Y entonces lo entendí todo. A este segundo amante le encantaban las caricias y buscaba darme placer antes de pensar en el suyo. Podía pasarse una hora entera besándome los senos, el sexo, jugando con sus dedos por todo mi cuerpo, de tal forma que yo ya había obtenido varios orgasmos cuando se decidía a penetrarme. Yo estaba en tal estado de excitación que sentir en mí las contracciones de su pene cuando eyaculaba me producía un nuevo orgasmo. De golpe, encontré, con el placer, el interés por las relaciones sexuales. He aprendido mucho en este terreno.»

El ejemplo de Anne-Marie revela unos puntos interesantes:

● la ignorancia de las reacciones femeninas en una pareja puede ser un elemento perturbador de su estabilidad;
● la mujer puede obtener satisfacción sexual fuera de la penetración;
● el conocimiento del orgasmo masturbatorio permite a la mujer reconocerlo en una relación sexual bien llevada.

Interviene aquí la noción de anorgasmia. Es anorgásmica la mujer que, sin haberse masturbado nunca, ignora totalmente el orgasmo y no conoce más que descripciones librescas fantasiosas. Todos los tratamientos que se aplican hoy en día, a partir de los trabajos de Masters y Johnson, apuntan hacia el hacer tomar conciencia a la mujer anorgásmica de las reacciones de su cuerpo, a hacerle descubrir el orgasmo. El método más reciente, y sin duda el menos molesto, es el efecto láser del doctor Jacques Waynberg.
Este tratamiento se efectúa en dos etapas:

● la aplicación de un láser medio sobre las partes genitales, pues así mediante el calor que provoca se produce una irrigación sanguínea semejante a la que se produce en la fase de excitación sexual;
● el aprendizaje de la masturbación por la mujer, en su casa, para provocar de forma natural ese acopio sanguíneo que conduce al orgasmo.

Cuando mediante este método, o por medio de cualquier otro que se revele igualmente eficaz, la mujer que ignoraba el reflejo orgásmico puede llegar hasta él, la anorgasmia cesa. Y la mujer que conoce el orgasmo, cualquiera que sea la manera en que le sea provocado, no es una mujer frígida. Inquietarse por la ausencia de satisfacción vaginal, tanto en lo que atañe a la mujer como al hombre, es caer en la pura mitología.

7. La pareja y la contracepción

Los métodos actuales. Consejos prácticos para elegir mejor.

MÉTODOS NATURALES Y PRODUCTOS ANTICONCEPTIVOS

Poder escoger el momento en que se desea tener un hijo es un derecho absoluto de la pareja y una decisión que se toma entre los dos de común acuerdo. Si esta libertad fundamental es hoy «propiedad» de cada uno de los miembros de la pareja, se debe a los progresos científicos aplicados en el ámbito de los métodos anticonceptivos. La contracepción permite tanto a los hombres como a las mujeres gozar de su vida sexual sin sentirse amenazados por un embarazo no deseado, consciente de que los métodos anticonceptivos no son irreversibles y que basta con suspender su empleo para recuperar su fecundidad. Se califica de anticonceptivo todo aquel procedimiento destinado a impedir la fecundidad, a condición de que tales métodos sean temporales y reversibles.

La píldora y las píldoras

Es lo que se llama también la contracepción oral: tomada por la boca en comprimidos compuestos por lo general de una mezcla de hormonas, estrógenos y progesterona, las cuales son productos de síntesis que poseen una gran semejanza con las hormonas femeninas naturales.

La píldora bloquea la ovulación, impide la formación de la mucosidad que permite a los espermatozoides penetrar en la cavidad uterina, la cual ya no es apta para formar el «nido» de un huevo y hace que el embarazo sea así imposible. Existen diversas familias de píldoras:

- las *secuenciales*, presentadas en estuches de 21 (o 22) comprimidos, compuestos los 14 primeros únicamente de estrógenos y los 7 u 8 últimos de una

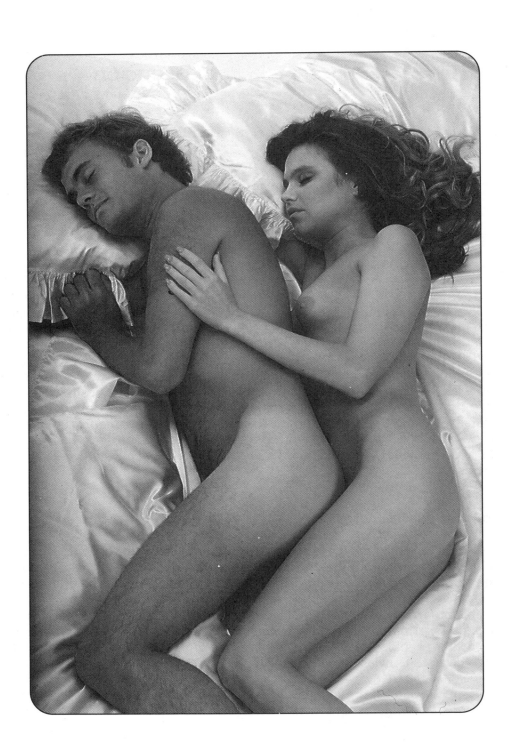

mezcla de estrógenos y de progesterona. Estas píldoras solamente son prescritas en casos muy determinados. Su eficacia alcanza el 98 %.

● las *combinadas*, presentadas en estuches de 21 comprimidos, compuestos todos ellos por una asociación de progesterona y de estrógenos. Son eficaces al 100 %.

● las *micropíldoras*, presentadas en plaquetas de 28 comprimidos y compuestas únicamente de progesterona en una dosificación muy baja. Se constata con ellas un porcentaje de fracasos del 1 al 2 %.

● las *minipíldoras*, que son comprimidos que asocian estrógenos y progesterona en dosis mínimas. Son eficaces al 100 %.

Todas estas píldoras no convienen a todas las mujeres. Es el médico quien debe decidir cuál de ellas recetar. La prescripción viene precedida de un examen completo: investigación sobre los antecedentes familiares de enfermedades cardiovasculares, hipertensión, diabetes, cáncer de mama, toma de tensión, palpitación de los senos, examen ginecológico con frotis, análisis de la orina y de la sangre para detectar un eventual colesterol o una tasa de azúcar demasiado elevada.

Las contraindicaciones formales a la píldora son la embolia pulmonar (coagulación de la sangre en las arterias pulmonares), la flebitis (inflamación de las venas de las piernas y formación de coágulos), la tasa demasiado elevada de colesterol o de glucemia, el cáncer de mama.

El esterilet

Este pequeño aparato lo coloca el médico en el interior del útero. Existe en varios modelos, de tamaño y forma variable. Actualmente se utilizan esterilets de materia plástica, a la que se le añade un hilo de cobre. Algunos de ellos incorporan un depósito que contiene progesterona. El índice de fracasos del esterilet se sitúa entre el 0,3 y el 1,3 %. Las contraindicaciones son una infección del útero, de la vagina o de las trompas, un cáncer de los órganos genitales, el comienzo de un embarazo, pérdidas de sangre fuera del período de las reglas, malformaciones congénitas del útero y algunos fibromas. El examen ginecológico permite al médico determinar si el esterilet es el método anticonceptivo que conviene a la consultante.

El diafragma

Es una especie de gorrito de látex o de plástico cuyo reborde, más grueso, contiene unos diminutos muelles flexibles para facilitar su colocación.

Este gorrito recubre el cuello del útero y constituye un obstáculo para el paso de los espermatozoides, con lo cual hace la fecundación imposible. El examen ginecológico permite al médico determinar las dimensiones del diafragma. La mujer debe aprender a colocárselo por sí misma, durante el transcurso de la consulta, no sin antes haber aplicado al diafragma una crema espermicida. El diafragma debe colocarse como máximo dos horas antes de la relación sexual y la mujer debe conservarlo durante las seis u ocho horas siguientes. En caso de relaciones repetidas, el diafragma debe ser cada vez recubierto de crema espermicida.

Los espermicidas

Bajo forma de crema, de gel, de espuma, de óvulos, de pasta o de película soluble, los espermicidas son productos químicos que «matan» literalmente a los espermatozoides que la eyaculación deposita en el fondo de la vagina. Este método de contracepción es absolutamente inocuo, raramente es susceptible de producir alergias y resulta eficaz en el 95 % de los casos.

El preservativo

Si los métodos de los cuales acabamos de hablar hacen de la mujer la única responsable de su contracepción, el preservativo hace que la responsabilidad del embarazo sea exclusivamente cuestión del hombre. El método es simple: el esperma retenido en el preservativo no penetra en los órganos genitales femeninos. Su eficacia alcanza el 100 % siempre que se respeten las normas de su utilización.

El método de las temperaturas

Durante el período de la ovulación, la pareja debe abstenerse de toda relación sexual. Para determinar correctamente este período, la mujer deberá tomarse la temperatura, puesto que los ovarios segregan estrógenos desde el comienzo de la regla hasta el día de la ovulación, es decir, desde el primer día del ciclo hasta el decimocuarto siguiente, y, a partir de éste y hasta el final del ciclo, a la segregación de estrógenos se añade la segregación de progesterona. La progesterona tiene la particularidad de elevar la temperatura matinal en unas décimas de grado, lo que permite «apuntar» con precisión el momento de la ovulación. Para ser eficaz (las estadísticas indican alrededor del 9 % de fracasos), este método debe ser practicado con gran rigor: toma de la temperatura cada mañana a la misma hora, antes de levantarse y en posición acostada, y anotar el resultado en una hoja de papel milimetrado. La temperatura generalmente es inferior a los 37 °C desde el primer día de la regla a la ovulación, e igual o superior a 37 °C desde la ovulación al primer día de la siguiente regla. El período de infecundidad se sitúa entre los días decimoctavo y vigesimoctavo del ciclo. Las relaciones, pues, deben limitarse a una decena de días. Éste es el mayor inconveniente de este método, el cual, en cambio, tiene la ventaja de ser completamente natural.

La marcha atrás o coito interrumpido

Lo mismo que el preservativo, este método anticonceptivo atañe exclusivamente a la responsabilidad del hombre. Es él quien debe retirarse rápidamente de la vagina de su compañera en el momento en que la eyaculación va a producirse. De esta forma los espermatozoides no entran en contacto con la mucosidad del cuello del útero, evitando así el riesgo de fecundación. Para practicarlo es preciso que el hombre tenga un absoluto control de su eyaculación lo cual no siempre es el caso. Por otra parte, durante el transcurso de la relación pueden escapar secreciones del meato del pene, secreciones que a veces contienen espermatozoides y, por lo tanto, son fecundantes, fuera de la eyaculación propiamente dicha. Además, la práctica del coito interrumpido prohíbe la repetición inmediata de la relación, pues, después de la primera, pueden quedar espermatozoides en la uretra y por lo tanto penetrar en la vagina. Esto explica los fracasos del método, que estadísticamente se sitúan en torno al 30 %.

Algunos testimonios

«Los dos discutimos largamente antes de nuestro matrimonio y finalmente decidimos tener nuestro primer hijo tres o cuatro años más tarde, para tener así tiempo de establecer nuestra situación y de esta forma poder encontrar, y pagar, un piso que nos permitiera tener una habitación para el bebé y, para nosotros, el confort necesario. Mi ginecólogo, después del examen de rigor, me recetó la píldora: tres meses de prueba y veintiún comprimidos a tomar durante veintiún días, seguidos de una pausa de siete días hasta la aparición de la regla. Observé que éstas eran menos abundantes que antes y así se lo señalé al médico cuando me visitó al final del período de prueba. Me tranquilizó explicándome que era la consecuencia de la aportación hormonal de la píldora. Continué, pues, tomándola sin inconveniente alguno, visitando al ginecólogo cada seis meses. Después llegó el momento en que Vincent y yo sentimos profundamente el deseo de tener un hijo. Habían transcurrido tres años desde nuestra boda. Vincent había progresado en su vida profesional y yo también. Dejé simplemente de tomar la píldora, cuando se me acabó un estuche: tres meses después, estaba embarazada.» (Aline, 27 años.)

«Estuve tomando la píldora durante años. Sin problemas, salvo que a veces olvidaba tomármela… De hecho, ya empezaba a estar bastante harta de esta obligación programada. Así que, después de una larga conversación con mi médico, y de acuerdo con él, elegí el esterilet como método anticonceptivo. Me dio hora para unos días después, para la colocación. Llegado el día, yo estaba en un estado de ansiedad indescriptible. El doctor me hizo primero el examen ginecológico. Después, siempre sobre la mesa, con las piernas separadas, me puso un espéculo en la vagina y me sujetó una pinza en el cuello del útero. Conforme me iba haciendo esto, me lo iba explicando. A continuación, sacó de su cajita el esterilet. Me enseñó un aparatito en forma de V, de material flexible. Lo introdujo en un tubo de plástico provisto de un émbolo. El esterilet se replegó sobre sí mismo para entrar en el tubo, el cual el doctor introdujo en mi vientre presionando sobre el émbolo. Me explicaba, al mismo tiempo, que el esterilet, una vez liberado del tubo de aplicación, se situaba sobre el útero y recuperaba su forma inicial. Sentí como un pequeño choque en el vientre. Todo esto duró quizás cinco minutos, que a mí me parecieron interminables. El médico me quitó la pinza y el espéculo. Había terminado y yo empezaba a relajarme. Me mostró finalmente el hilito que salía de mi vagina y me explicó su función. Me sentía un poco rara ante la idea de tener ese cuerpo extraño en mi interior. Sin embargo, el esterilet no me molestaba. Solamente era una idea en mi cabeza. Felizmente, ese sentimiento desapareció rápidamente y vivo en buena compañía con mi esterilet.» (Mathilde, 33 años.)

«Mi marido es oficial de la marina mercante. Largas, largas ausencias… Felizmente, tenemos cuatro hijos que llenan mi vida. Después del nacimiento del cuarto, consideramos que la familia estaba al completo. Así pues, contracepción para mí. La píldora, el esterilet, no me parecían adecuados para una mujer que, como yo, pasaba semanas y a veces más tiempo aún sin tener relaciones sexuales. El método del coito interrumpido, que habíamos practicado en determinadas épocas, me había dejado unos recuerdos de frustración. Basándome en los consejos de mi ginecólogo, adopté el diafragma, claro está tras el examen que le permitió al doctor constatar que no había ninguna contraindicación para mí. Ahora mi diafragma y el indispensable espermicida están en el cuarto de baño, vecino a nuestro dormitorio, y he aprendido a colocarlo tal como me enseñó el ginecólogo, estando de pie, con una rodilla doblada y el pie apoyado en un taburete. Al principio tenía algunas dificultades y aproveché un viaje de mi marido para hacer el aprendizaje. Ahora, en unos segundos me lo coloco, discretamente, antes de reunirme con mi marido, quien, cada vez que vuelve a casa, me desea y me hace el amor como cuando teníamos veinte años.» (Marie-Annick, 39 años.)

«Casados desde hace seis años, tenemos dos hijos, de los cuales su nacimiento fue tan deseado por Emmanuel como por mí. Después de cada uno de mis embarazos, y aun ahora, hemos practicado el coito interrumpido como método an-

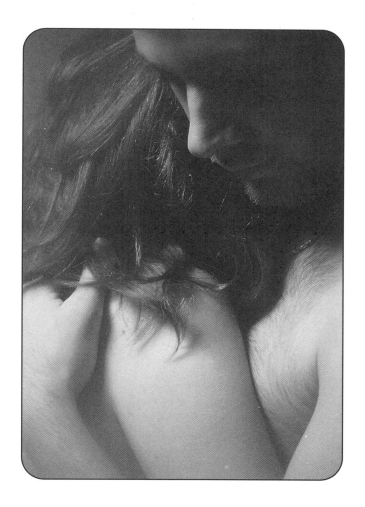

ticonceptivo. Yo considero que es mejor que el tener que recurrir a introducir en mi cuerpo productos más o menos químicos u objetos que me parecen molestos, tales como el esterilet o el diafragma. Pero hay un pequeño punto que me preocupa. Es la obligación de Emmanuel de retirarse de mí en un momento en que yo deseo intensamente que su sexo se me incruste más profundamente, incluso aunque ya haya tenido un orgasmo. Siento una especie de desgarro, de carencia...» (Marie-Pierre, 29 años.)

«Abel y yo somos católicos practicantes. Si escogimos el método de las temperaturas para limitar el número de nacimientos en nuestra familia, es porque se trata de un método aceptado por nuestra Iglesia. Desde luego, es un poco molesto tomarse la temperatura cada mañana y, sobre todo, hacerlo sin haberse levantado para ir a mirar si los niños duermen todavía o para ir a tomarse un vaso de agua. En fin, ésta es una costumbre que se instala en la vida cotidiana. Pero puede plantear algún riesgo, como yo misma he experimentado cuando una faringitis me dio un poco de fiebre, lo que me hizo creer que se había producido la ovulación cuando en realidad aún no había tenido lugar. Me encontré por lo tanto embarazada, pero como quiera que mi embarazo se producía en un momento en que Abel y yo habíamos decidido "programar" para pronto un tercer bebé, este incidente no hizo más que adelantar un poco nuestro deseo. Pero ahora, cuando incubo una gripe o tengo dolor de muelas, ya no me fío del termómetro y de mi curva de temperaturas, de modo que esperamos a los dos últimos días del ciclo para tener relaciones sexuales. Felizmente, esto sucede raramente, pues, incluso si las caricias sensuales ocupan un buen lugar en nuestra vida sexual, hacer el amor es para Abel y para mí una necesidad profunda.» (Cécile, 32 años.)

8. La vida y el amor después de los cincuenta años

Mantener el cuerpo y su tono sexual para seguir joven a pesar de que el tiempo pase.

AL LLEGAR A LA EDAD MADURA

Para las mujeres, la cincuentena supone alcanzar la época de la menopausia. Los testimonios sobre esta cuestión son divergentes. Para unas, la interrupción de las reglas es un alivio. Para otras es la pérdida de la femineidad, el páramo de la vida sexual.

Martine, de cincuenta y un años, declara: «Desde los doce años, he experimentado cada mes malestares, dolores de vientre, una fatiga que me agobiaba cuatro o cinco días, durante mis reglas. Ahora que han terminado, puedo decir: "¡Uf!". De acuerdo, ya no puedo tener hijos, pero eso no es un problema para mí puesto que ya tengo dos hijas y un hijo».

«¡Menudo alivio! –afirma Luce, de cincuenta y tres años–. Mi marido siempre ha sido un amante fogoso. Y la pausa de nuestras relaciones sexuales durante una semanita al mes le impedía tener conmigo las relaciones que han cimentado la felicidad de nuestra pareja durante los veintisiete años de matrimonio que llevamos. Ahora, vivo la libertad en todo momento.»

«Cuando mis reglas comenzaron a hacerse irregulares, y después de haberse interrumpido por completo –confía Cristina, de cincuenta y cinco años–, me sentí desamparada, melancólica, como si algo se hubiera roto en mí. Entraba en otra etapa de la vida, la de la vejez. He tenido que luchar contra mí misma, recuperar la energía necesaria para no abandonarme, continuar ocupándome de mí, obligarme a estar siempre bien peinada, maquillada y vestida. Finalmente lo he superado sin haber rozado la depresión. Ahora, me siento a gusto en mi piel...»

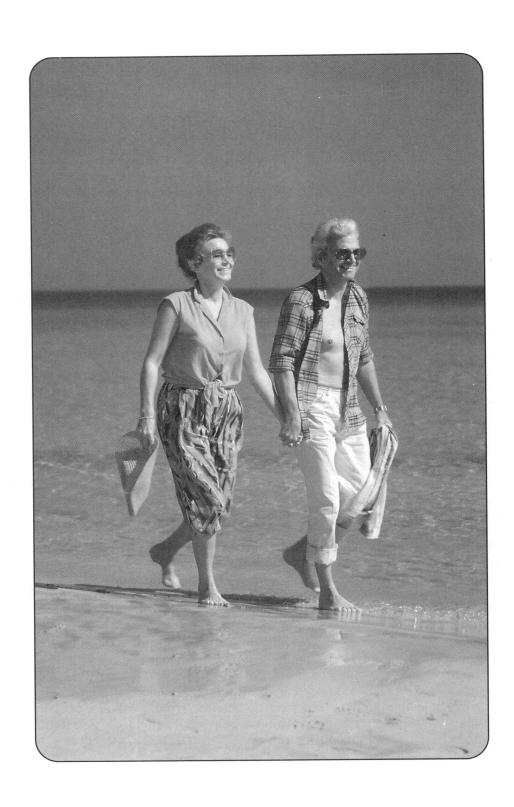

Paule ha vivido una experiencia semejante. Sus reglas se interrumpieron precozmente, entre los cuarenta y siete y los cuarenta y ocho años. Ni siquiera se atrevió a decírselo a su marido, por temor a aparecer ante sus ojos como una mujer vieja. Finalmente llegó al extremo de simular cada mes, poniéndose una compresa y quejándose de tener los senos hinchados y doloridos. Al cabo de dos años, como la menopausia no había alterado ni su dinamismo ni su apariencia física, renunció a esa comedia irrisoria y aceptó serenamente la transformación fisiológica.

¿Qué ocurre en la menopausia?

Conviene diferenciarla de la premenopausia o perimenopausia, que precede a la menopausia propiamente dicha.

La perimenopausia se sitúa, para el 25 % de las mujeres, entre los cuarenta y dos y los cincuenta años. Se manifiesta por reglas irregulares, por ciclos más cortos que pueden durar de veinte a veinticinco días en lugar de los veintiocho habituales; sus pérdidas son más abundantes y se constata también un aumento del apetito, que lleva a ganar peso, y que los senos se hinchan y producen dolor. ¿Cuáles son las causas de estos diversos trastornos?

Los ovarios, que funcionan desde la pubertad, acusan una «fatiga» y la producción de hormonas se resiente. Los ovarios fabrican demasiados estrógenos e insuficiente progesterona. Es este desequilibrio hormonal el que perturba a las mujeres durante la fase de premenopausia. Sin embargo, los ovarios continúan «poniendo» óvulos fecundables. Para aquellas que no deseen un embarazo, se impone que elijan un sistema de contracepción.

¿Pueden paliarse los trastornos de la premenopausia, los cuales no dejan de tener un eco, por ligero que sea, sobre el conjunto de la vida sexual? El ginecólogo propondrá un tratamiento reequilibrador, gracias al cual la mayoría de las mujeres alcanzarán una segunda juventud que les permitirá vivir su sexualidad sin temor a un embarazo no deseado.

Los hombres también...

Entre la cincuentena y la sesentena se sitúa una etapa que a veces resulta difícil de franquear para el hombre. Esta fase, denominada andropausia, frecuentemente se ha comparado a la menopausia de la mujer.

Precisemos que algunos hombres franquean alegremente el umbral de la cincuentena, mientras que otros, en cambio, se quejan de una disminución de su apetito erótico, de dificultades de erección, de una menor resistencia a la fatiga. Sin embargo los órganos sexuales masculinos continúan funcionando normalmente (salvo en el caso de ciertas enfermedades) hasta alcanzar una edad muy avanzada e, incluso, hasta el final de su vida. En realidad los espermatozoides son producidos permanentemente. Sin duda su poder fecundante disminuye, pero no es raro que los hombres puedan ser padres a los setenta y ocho años e incluso más allá de esa edad. Los testículos no dejan de fabricar la hormona masculina, la testosterona. Por lo tanto, ningún acontecimiento biológico viene a perturbar la vida sexual masculina ni siquiera en la tercera edad. ¿De dónde vienen entonces los trastornos y dificultades de que se quejan algunos hombres? Podría acusarse al envejecimiento general del organismo, que se traduce en el aumento de peso, en las digestiones lentas, en el sueño más ligero e incluso en los insomnios, en la pérdida de memoria, en una cierta lentitud a la hora de tomar decisiones. Todo esto pesa sobre el psiquismo del individuo, quien aceptará mal la disminución progresiva de sus capacidades sexuales. Se acusará también, en general, a la lasitud que se instala en el seno de una pareja que lleva viviendo junta muchos años y que no ha sabido introducir en sus relaciones la variedad indispensable para la perennidad del placer compartido.

Es necesario entonces reavivar el amor, recurrir a caricias manuales o bucales, y sobre todo no renunciar a la práctica de la función erótica. «No se vuelve impotente más que aquel que abandona o descuida sus facultades genitales», escribía el psiquiatra austríaco Wilhelm Steckel, discípulo de Freud.

Existen tratamientos específicos para la disminución del apetito erótico. Sobre esta cuestión, nada de automedicarse. Es imperativo consultar al médico. La toma de medicamentos a base de hormonas puede revelarse eficaz, ya que supone una mejora del estado depresivo y del funcionamiento sexual. Pero la hormonoterapia no va bien a todos los hombres: numerosos pacientes no advierten ningún resultado positivo. En cambio, tratamientos simples, a base de «remontantes», de vitaminas, de oligoelementos o de sales minerales bastan a menudo para devolver la energía y el optimismo a hombres preocupados por su virilidad. Hombres que recuperan entonces una nueva alegría de vivir y el gusto de una nueva sexualidad, rica en fantasmas, en juegos imaginativos y en refinamientos eróticos.

EL AMOR DESPUÉS DE LOS CINCUENTA AÑOS

¡No hay edad para dejarse de amar!

Son numerosos los ejemplos de parejas que continúan teniendo una vida sexual normal bastante más allá de los setenta años. Si bien el tiempo debilita tanto en el hombre como en la mujer la función erótica –lo mismo, por otra parte, que las demás funciones vitales del organismo–, la actividad sexual es una de las que mejor resisten el envejecimiento.

Las reacciones de los órganos sexuales masculinos

En el transcurso de la fase de excitación, al hombre de más de cincuenta años le es necesario de dos a tres veces más tiempo para obtener una erección completa, si bien este lapso de tiempo irá en aumento conforme vaya avanzando en edad. Este inconveniente, sin embargo, tiene la ventaja de permitir tanto el alargar el preludio como el coito.

Después de la relación, el hombre de más de sesenta años pierde la tumescencia del pene enseguida o casi enseguida. Raramente es posible una segunda erección antes de varias horas. Evidentemente, las reacciones sexuales varían de un individuo a otro y dependen del estado de salud. Es necesario señalar que para mantener su pulsión sensual y su capacidad de realizarla, el hombre debe tener una actividad sexual regular. El hombre no debe jamás «retirarse» en este terreno. Se comprende la importancia del comportamiento de la pareja en estas circunstancias.

Las modificaciones en la mujer

La mujer de más de cincuenta años ya está por lo general en la menopausia. Hemos mencionado el eco psicológico que supone la interrupción de las reglas, lo cual le produce a la mujer el sentimiento de haber perdido su femineidad, de que su vida sexual ha terminado. De hecho, después de la cincuentena la mujer se libera de la mayor parte de sus preocupaciones anteriores, la educación de los hijos y los problema profesionales en especial. La mujer se siente de alguna manera más libre «en su cabeza». Muchas experimentan entonces un renovado deseo sexual. Aquellas que se atrevan a hacérselo comprender a su pareja, extraerán los mejores beneficios.

¿Qué ocurre en los órganos sexuales femeninos después de la menopausia? El clítoris continúa siendo eréctil y muy sensible a las caricias. La vagina se alarga más lentamente cuando se produce el contacto sexual, el diámetro mengua y la congestión del tercio externo disminuye de intensidad. En el momento del orgasmo, las contracciones se producen de tres a cinco veces (mientras que son de cinco a diez las que experimenta una mujer joven). La mujer menopáusica sufre con frecuencia un defecto de lubrificación y un adelgazamiento de las paredes vaginales que pueden determinar el que la relación sexual sea dolorosa. A este problema responde el tratamiento hormonal de la menopausia, tratamiento que beneficia enormemente la sexualidad y el psiquismo de la mujer.

El «demonio del mediodía»

Esta expresión cariñosa, que el habla popular traduce más jocosamente por la de «a la vejez viruelas», define el período de la vida en que la frecuencia de las relaciones sexuales disminuye, tanto a causa de la normal disminución de la líbido como a causa de la fatiga y de los problemas de salud que pueden sobrevenir con la edad. Sin embargo, existen parejas que mucho más allá de los sesenta continúan teniendo relaciones absolutamente gratificantes, gracias a que a lo largo de los años no han dejado que se instalara en ellas el hastío sexual y han sabido en cambio «alimentar la llama del deseo», introduciendo en su relación una variación estimulante.

Es en estas parejas donde se sufre menos «el demonio del mediodía», es decir, esa atracción irresistible que experimentan de repente los hombres y las mujeres de edad madura hacia compañeras y compañeros mucho más jóvenes que ellos, buscando a través de los mismos recuperar una juventud que creen perdida. Si bien el «demonio del mediodía» dura sólo un tiempo, la pareja corre un alto riesgo de verse desestabilizada. Y en el umbral del envejecimiento, la perspectiva de la soledad es un auténtico drama.

Si el «demonio del mediodía» ataca principalmente a los hombres, las mujeres tampoco son insensibles. A menudo es más difícil para una mujer que para un hombre el aceptar el envejecimiento, tener que examinar sus arrugas frente al espejo, tener que contar sus cabellos blancos. Cuando la edad le vuelve la espalda, los cumplidos, la admiración, las solicitaciones de un hombre joven son para la mujer madura un verdadero baño de rejuvenecimiento. Este tipo de unión raramente es gratificante y la relación se deshace rápidamente, dejando lacerada a aquella que creyó que el tiempo, para ella, iba a detener su curso.

En nuestra opinión, el amor, pasado el umbral de los sesenta, solamente puede vivirlo bien la pareja en la serenidad. Esa edad ya no es la adecuada para los desgarros, para los celos, para la agresividad. La pareja debe, llegado ese punto, ser un poco egoísta respecto a sí misma, protegerse por ejemplo de una familia demasiado dominante, de unos nietos demasiado exigentes. Cuidar de su salud se convierte en una necesidad absoluta, y, como sabemos, la salud sexual depende también del buen estado general. Se impone un control médico regular. La práctica de determinadas actividades físicas (la marcha, la natación), del termalismo, de la talasoterapia, son la mejor garantía para mantenerse en forma. Evitar los excesos de comida, de alcohol, forma también parte del programa. Y para el tono sexual, ¿qué mejor remedio que el recurrir a los estimulantes naturales que son las plantas y los nutrientes, en especial aquéllos ricos en vitaminas, minerales y oligoelementos?

LAS PLANTAS QUE DESPIERTAN LOS SENTIDOS

Su empleo se remonta a la más remota Antigüedad, y en nuestra época, ahora que se valora tanto la ecología, las plantas conocen un renovado éxito. Sus virtudes tonificantes actúan sobre el conjunto del organismo y estimulan el apetito erótico.

Por ejemplo, la **angélica**, cuya raíz desecada se vende en forma de polvo en las herboristerías. Se prepara en infusión (una cucharadita de café en un bol de agua hirviendo) y se toma dos veces al día. Es recomendable también la infusión de **canela**, a razón de cinco gramos de corteza en medio litro de agua, cantidades que corresponden a la ración necesaria para reanimar el vigor del amor.

Con las bayas de **enebro**, cuatro gramos para medio litro de agua. Se obtiene el mismo resultado.

Los granos de **coriandro**, que aromatizan tan agradablemente los guisos, sirven de base para una bebida alcoholizada euforizante y afrodisíaca: 30 gramos de coriandro puestos a macerar en un litro de aguardiente, a lo cual se añadirá al cabo de un mes un jarabe preparado con 250 gramos de azúcar de caña y dos vasos de agua. Este licor debe reposar durante tres meses antes de ser consumido... con moderación: un vasito al día bastará para producir el efecto estimulante deseado.

Para despertar el tono sexual, la infusión de **hinojo** o de **romero**: una cucharadita de granos de hinojo o de hojas de romero para un bol de agua.

Respecto a la **menta**, todo el mundo sabe que es estimulante. Pero sólo es verdaderamente excitante si se asocia en igual proporción a la canela: 50 gramos de hojas de menta fresca y 50 gramos de corteza de canela en un litro de agua. Se dejará hervir durante diez minutos, reposar durante otros diez, y se filtrará. Limítese a tomar una taza por día de esta cocción, que puede beberse tanto fría como caliente.

Se atribuye a la **nuez moscada** el poder de favorecer la erección. Para hacer el elixir, se añaden tres pellizcos de nuez moscada rallada a un vino caliente perfumado con una mondadura de naranja.

La reputación de la **pimienta** no es gratuita. A condición de que el estómago la soporte, se utilizará molida o picada, puesta sobre los alimentos, especialmente sobre la carne. Las **guindillas** de sabor incendiario poseen las misma propiedades... y plantean los mismos problemas gástricos.

El **jengibre**, de sabor pimentado, ya sea fresco, desecado o en polvo, es un reconocido estimulante sexual. Se utiliza para espolvorear sobre los pescados marinados, sobre el queso blanco batido y sobre las ensaladas de frutas.

Excitante es también el modesto **clavo** de nuestras cocinas. Un limón picado con clavos y puesto a macerar en un litro de vino tinto dulce se convierte en un eficaz aperitivo para «ponerse en forma» antes de emprender una hazaña amorosa.

¡La **avena** contiene una sustancia que actúa tanto sobre la sexualidad humana como sobre la de los caballos! En forma de copos, constituye un excelente desayuno dinamizante.

Las virtudes afrodisíacas del **apio** son altamente reputadas. Su tallo y su raíz, que pueden aprovecharse completamente, se utilizan para hacer el caldo de apio: media hora de cocción para las hojas verdes en un litro de agua salada a la que añadiremos cinco o seis granos de pimienta.

Tenemos también la sopa de **cebolla** para reanimar los ardores desfallecientes. Calcio, potasio, magnesio, cobre, cinc, vitaminas A, B, C y E aportan a esta modesta verdura su poder excitante. Cuente dos horas de cocción en un litro de agua para cinco o seis cebollas grandes.

Rico en sales minerales tales como el calcio, el potasio y el magnesio, el **germen de trigo** contiene también vitamina E, la cual interviene favorablemente en el funcionamiento de las glándulas sexuales. De venta bajo diferentes formas en las farmacias, el germen de trigo entra igualmente en algunos preparados dietéticos: bizcochos, biscotes, galletas.

Para combatir la fatiga y el descenso del apetito erótico, tenemos un producto natural muy activo: el **polen**, elemento macho de la flor, que aporta en especial fósforo, potasio y vitaminas B, C, D y E. Debe consumirse en infusión o mezclado con los alimentos.

La riqueza en vitamina B5 de la **jalea real** hace de ella un alimento natural excepcional que combate el envejecimiento de los órganos y de la piel. Esta vitamina B5 interviene en efecto en el metabolismo y en la producción de las hormonas sexuales. Una cura de jalea real dos veces al año es una verdadera cura de rejuvenecimiento…, siempre que se utilice la jalea real en su forma pura, la más difícil de encontrar.

Las vitaminas del grupo B, fósforo, potasio, magnesio, se encuentran en las levaduras biológicas y dan a éstas sus propiedades tonificantes. Deben consumirse en escamas (tiendas de dietética) para espolvorear sobre las legumbres crudas o cocidas; también se encuentran en forma de grageas (farmacias).

Unos «pluses» para el tono sexual

El cuerpo humano, para defenderse contra el envejecimiento de todos los órganos, incluidos los sexuales, tiene necesidad de las vitaminas, los minerales y los oligoelementos que le aporta la alimentación, pero también de aquellos otros complementos que, bajo diversas formas, se encuentran en la farmacia y pueden obtenerse con o sin receta. Veamos los más importantes en el ámbito de la sexualidad:

● la **vitamina E**, antienvejecimiento, está presente en los aceites vegetales —especialmente en el aceite de germen de trigo—, en las judías, en la fruta, en las legumbres y en el hígado;

● la **vitamina A**, conocida sobre todo por su papel respecto a la visión nocturna y la constitución de los huesos, es necesaria para la buena salud de las glándulas sexuales;

● el **selenio** es un oligoelemento que destruye radicales libres responsables del envejecimiento. La alimentación suministra selenio a través del pescado y de los cereales completos. Puede tomarse también bajo forma de suplementos prescritos por el médico;

● el **cobre** es un mineral que participa en la conversión en energía de las grasas y los hidratos de carbono. Su carencia reduce la energía y el dinamismo. Las deficiencias pueden ser compensadas por suplementos prescritos por el médico. Deberán consumirse alimentos ricos en cobre, tales como los despojos, los moluscos, los cacahuetes, las judías secas;

● el **fósforo**, mineral que asegura el tono nervioso y es considerado por algunos como un afrodisíaco ligero, desempeña una función esencial en la reproducción de las células. Su carencia acarrea en especial la pérdida del tono general y, por lo tanto, también del tono sexual. Sus principales fuentes alimentarias son las carnes, el pescado, el grano, los cacahuetes, las judías secas;

● el **hierro**, metal que constituye el elemento esencial de la hemoglobina, encargada de transportar el oxígeno a los glóbulos rojos; su carencia provoca una fatiga crónica. En las mujeres, las reglas largas y abundantes acarrean unas pérdidas de hierro que es preciso compensar mediante la toma de suplementos prescritos por el médico y por medio del consumo de alimentos ricos en hierro, tales como los despojos, los pescados, los mejillones y las aves;

● el **magnesio** es un mineral indispensable para la fabricación de los cromosomas, o sea, de la vida. Su carencia provoca calambres, espasmos, sensación de estrés y también una merma del apetito sexual. Se han observado dificultades de erección en hombres que padecen esta carencia. Una alimentación equilibrada debe aportar al organismo la cantidad de magnesio necesaria para su buen funcionamiento. Los alimentos que contienen mayor cantidad de este mineral son las legumbres secas, los cereales, la leche y los crustáceos y mariscos. Puede también tomarse el magnesio en forma de comprimidos, en gránulos o bajo otras formas, de venta libre en las farmacias.

Recetas para el «tête-à-tête» amoroso

Codornices a la ginebra

Dorar en la cazuela dos codornices con 60 gramos de mantequilla. Regar con 3 cucharadas soperas de ginebra y flamear. Añadir 10 granos de enebro, sal y pimienta molida. Cubrir la cazuela y dejar cocer a fuego lento durante diez minutos. Mientras, poner un poco de mantequilla en la sartén; cortar dos rebanadas de pan de hogaza y quitarles la corteza. Dorarlas ligeramente en la sartén por ambos lados. Después de cocer las codornices, colocarlas sobre el pan frito en canapé. Mezclar 50 gramos de nata líquida con el jugo de la cocción. Calentar durante un minuto. Cubrir las codornices y sus canapés con esta salsa.

Galletas marsellesas

Cocer 250 gramos de harina de garbanzo durante veinte minutos en agua salada a la que se habrán añadido dos cucharadas de aceite. Poner la papilla así obtenida en platos ligeramente aceitados. Desmoldear después de que se haya enfriado y cortar la pasta en tiras de unos dos centímetros de ancho. Freirlas durante tres o cuatro minutos y espolvorearlas generosamente con pimienta molida.

Crema quemada a la nuez moscada

Calentar medio litro de leche con 30 gramos de azúcar y 3 pellizcos de nuez moscada rallada. Añadir a la leche 2 huevos batidos. Ponerla después en una pequeña fuente de gratinar. Espolvorear por encima almendras picadas y azúcar molido. Cocer al baño de María, a fuego suave, durante diez minutos. Ponerla después tres o cuatro minutos al grill con la puerta del horno abierta.

Fondue a las trufas

Fundir al baño de María, removiéndolo, 250 gramos de queso de pasta blanda con 40 gramos de mantequilla, sal y pimienta. Añadir, una a una, 2 yemas de huevo y una trufa cortada en láminas. Servir con rebanadas de pan de miga doradas con mantequilla.

Magrets al pimiento

Cocer en la cazuela, con 60 gramos de mantequilla y durante veinte minutos, dos magrets de pato sin piel. Mientras tanto, picar un pimiento, una cebolla y un diente de ajo. Sofreír suavemente en una cucharada de aceite. Añadir 50 gramos de miga de pan embebida en leche y un cucharón de caldo. Salar, mezclar bien. Dejarlo hervir durante quince minutos a fuego lento. Servir los magrets cubiertos con esta salsa.

Muselina al coriandro

A un clásico puré de patatas con mantequilla y batido con nata líquida, añadirle una cucharada sopera de coriandros tostados en la sartén antiadherente durante tres o cuatro minutos a fuego vivo.

Mousse de chocolate a las especias

Fundir 125 gramos de chocolate negro cortado en pedazos en dos cucharadas soperas de whisky. Añadir un clavo, un grano de pimienta blanca, 3 yemas de huevo, 125 gramos de mantequilla fundida y media varita de vainilla. Mezclar bien y luego incorporarle 3 claras de huevo batidas a punto de nieve firme.

Ostras calientes al Oporto

Sacar de sus conchas una docena de ostras bastante gruesas. Recoger y filtrar el agua de mar que se desprenda de ellas. En el agua así obtenida, mezclar una yema de huevo batida, un vaso de Oporto y 50 gramos de nata líquida. Pimentar con el molinillo. Colocar las ostras en sus conchas. Cubrirlas con la salsa al Oporto. Ponerlas diez minutos en el horno bastante caliente.

Filete de buey a la salsa chilena

Para acompañar un filete de buey, cocido a su gusto, le indicamos esta salsa fortísima: una cucharadita de chile triturado y otra de comino en polvo, un pellizco de paprika, 6 cucharadas soperas de aceite, una taza de queso blanco fresco y sal. Mezclarlo bien todo.

Puré de cebolla

Pelar debajo del agua 6 cebollas, secarlas, cortarlas a rodajas y cocerlas durante un buen rato en 60 gramos de mantequilla. Reducirlas después a puré fino y enriquecerlas a continuación con 60 gramos de nata líquida. Mezclar bien.

Helado a la canela

Hervir medio litro de leche con una cucharadita de canela en polvo y dejar luego que se quede tibia. Mezclar 5 yemas de huevo y 100 gramos de azúcar en polvo hasta que la preparación blanquee. Echar entonces la leche y remover. Poner a fuego suave y hacer espesar sin dejar de darle vueltas. Añadir una cucharada sopera de vodka. Después de que se haya enfriado, ponerlo en una sorbetera y hacer que cuaje en el congelador.

Gambas al jengibre

Poner a marinar, durante dos horas, 200 gramos de gambas peladas en el zumo de 2 limones verdes con media cucharadita de jengibre en polvo o una cucharadita de jengibre fresco rallado. Debe comerse muy frío.

Morcillas a la romana

Cocer 4 morcillas pequeñas, a fuego suave, durante veinticinco minutos, en dos vasos de vino blanco seco con un pimiento, sal y dos hojas de laurel. En el momento de servir, quitar el laurel y el pimiento y mezclar 60 gramos de nata líquida con el jugo de la cocción.

Ensalada de apio

Limpiar y cortar a láminas el corazón de una rama de apio. Mezclar 2 cucharadas de aceite de oliva con 1 cucharada de crema de anchoas. En el momento de servir, sazonar las láminas de apio con esta salsa.

Crema Médicis

Mezclar 3 yemas de huevo, 1 vaso de vino blanco de Burdeos, 40 gramos de azúcar en polvo y 6 pellizcos de canela en polvo. Poner a fuego vivo y batirlo hasta que la preparación haya tomado la consistencia de una crema.

Hinojo a la griega

Cocer 2 bulbos de hinojo cortados a láminas, a fuego suave durante cuarenta minutos, junto con una cebolla igualmente a láminas, un pimiento rojo cortado a tiras, 4 rodajas finas de limón, 2 cucharadas de aceite de oliva, un vaso de vino blanco seco, 2 clavos, sal y 6 granos de pimienta blanca y negra. Es tan bueno frío como caliente.

9. Fichas médicas

Resumimos algunas informaciones útiles sobre la fisiología y la salud sexual: las mujeres, los hombres, las parejas, encontrarán en estas páginas opiniones y consejos que les ayudarán a comprender mejor y también a vivir mejor los actos médicos a los cuales, tal vez, deberán someterse en alguna ocasión. Y asimismo les ayudarán a conocer los efectos de determinados comportamientos cotidianos sobre su sexualidad.

PROBLEMAS MASCULINOS

Las hormonas sexuales masculinas

Estas hormonas son elaboradas a partir de la pubertad por las glándulas sexuales. Se les llama andrógenos y son las responsables de las modificaciones físicas del adolescente: crecimiento del vello, cambio de la voz, ensanchamiento de los hombros, desarrollo de los músculos. Al mismo tiempo nace el deseo sexual y se producen las primeras eyaculaciones. Son los testículos, esas dos glándulas de forma ovoide ocultas en las bolsas (también llamadas escroto) los que secretan esas hormonas, en especial la testosterona, que es la principal hormona masculina. Los testículos aseguran igualmente la producción de espermatozoides. Contrariamente a la mujer, en la cual las hormonas sexuales obedecen a un ciclo, en el hombre la testosterona –lo mismo que los espermatozoides– se produce de forma permanente. En el transcurso de los años la tasa de testosterona decrece en unas proporciones que, normalmente, no afectan a la vida sexual antes de llegar a una edad avanzada.

El esperma

Este líquido blancuzco y viscoso, con un olor que recuerda ligeramente al de la lejía, es expulsado fuera del pene en el momento de la eyaculación. Se com-

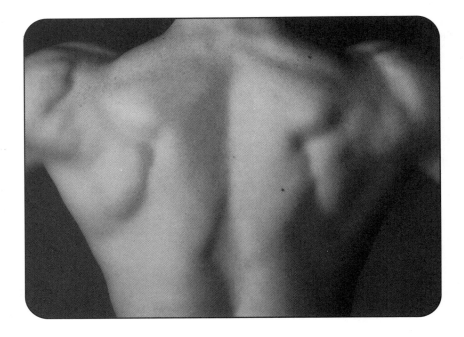

pone esencialmente de espermatozoides, fabricados por unos tubos extremadamente finos situados en los testículos. Los espermatozoides, cuando se produce la eyaculación, son proyectados al fondo de la vagina, donde, gracias a la mucosidad del cuello del útero, penetran en el interior de la matriz y después progresan hacia las trompas. Desde el decimocuarto día del ciclo, un cierto número de óvulos se desarrollan en los ovarios. Sólo uno de ellos llegará a alcanzar la madurez. Se libera entonces de su funda, el folículo, y es absorbido por el pabellón de una trompa. Un solo espermatozoide penetrará en el óvulo y lo fecundará. Los dos elementos macho y hembra constituirán a partir de entonces uno solo: la primera célula del futuro niño. En la composición del esperma entra igualmente una sustancia cremosa secretada por las vesículas seminales, dos glándulas que se hallan encima de la próstata. Esta sustancia, rica en fructosa, nutre a los espermatozoides y les permite moverse rápidamente.

La fimosis

Se trata del estrechamiento del orificio del prepucio, esa membrana fina que, en estado de reposo, recubre el glande y que, bajo el efecto de la erección, deja aparecer a éste. Se distingue la fimosis congénita de la fimosis adquirida. En el primer caso, la fimosis se debe a una estrechez del prepucio, asociada a veces a un acortamiento del frenillo del pene, pequeño ligamento de la piel situado sobre la parte inferior del glande. En el segundo caso, la fimosis es la consecuencia de una infección que produce adherencias entre el glande y el prepucio. Sea cual sea su origen, la fimosis hace dolorosa la masturbación y el coito. Se remedia mediante una simple intervención desprovista de riesgo: la circuncisión quirúrgica, que consiste en recortar el prepucio, quedando así el glande permanentemente descubierto.

La próstata

Esta glándula, situada en la parte inferior del vientre del hombre, cerca de la vejiga, está atravesada por la uretra. Este canal que atraviesa el pene en toda su longitud, se abre en su extremo exterior por un pequeño orificio llamado meato, y por el cual se expulsa la orina y el esperma. La próstata tiene las dimensiones y la forma de una castaña. Fabrica el líquido prostático, que a razón de un tercio forma parte de la composición del esperma. Tiene también otra función sexual: en el transcurso de la eyaculación, se contrae para proyectar el esperma en la uretra.

A veces, en el hombre de edad, diversas afecciones requieren la intervención quirúrgica en la próstata. Generalmente, el esfínter de la vejiga se suprime y, entonces, cuando se produzca la eyaculación, el esperma se expulsará dentro de la vejiga. No habrá, pues, eyaculación externa, lo cual hace imposible la fecundación de la pareja. Sin embargo, ni la erección ni el orgasmo disminuyen, ni tampoco el placer que lo acompaña. La vida sexual normal puede reemprenderse al término de la convalecencia.

La vasectomía

Es la contracepción quirúrgica masculina. Solamente deberá ser practicada en caso necesario. Por ejemplo, en el caso de un padre de familia numerosa cuya esposa no soporte ningún método anticonceptivo tradicional y cuyo estado de salud no permite más embarazos ni partos. La decisión debe corresponder a una madura reflexión y a las opiniones de médicos y psicólogos, pues, aun siendo una simple operación que no entraña ningún peligro —se practica en un cuarto de hora con anestesia local—, sus efectos son irreversibles: el hombre será definitivamente estéril sin que ello afecte para nada su capacidad de erección ni al orgasmo y el placer que el mismo proporciona.

Sexología y ginecología

El examen ginecológico

Muchas mujeres lo temen, erróneamente, pues no es doloroso. Es absolutamente necesario para verificar el buen estado de los órganos genitales.

Mediante el tacto vaginal, el médico puede apreciar la forma y dimensiones del útero y, también, de los ovarios. Verifica también el ginecólogo que las trompas no sean accesibles al tacto, pues, de serlo, indicarían un aumento de volumen anormal debido a una infección.

El examen ginecológico aporta unas indicaciones preciosas que permiten instaurar, si ha lugar, los tratamientos específicos que correspondan a cada anomalía detectada.

La ecografía

Este examen, habitual desde hace unos años, que se prescribe para la vigilancia del estado de los órganos genitales y del embarazo, es la aplicación de una técnica basada en los ultrasonidos y no en los rayos X, como la radiografía, lo cual supone que no entraña ningún peligro ni para la paciente ni para el médico.

Toda la duración del embarazo se vigila hoy mediante le ecografía. El ginecólogo sigue así el crecimiento y la vitalidad del feto, detecta eventuales anomalías, puede reconocer si hay quistes en los ovarios, conoce el sexo del feto y constata precozmente los embarazos múltiples.

La celioscopia

Este método reciente de exploración de la cavidad abdominal permite hacer diagnósticos y eventualmente practicar determinadas intervenciones quirúrgicas sin abrir la pared abdominal.

La celioscopia permite asimismo diagnosticar un embarazo extrauterino, un quiste de ovario y otras anomalías de las trompas y de los ovarios a veces responsables de una esterilidad. También mediante esta técnica es detectable la endometriosis, enfermedad caracterizada por la presencia de pequeños fragmentos de mucosa en otros lugares fuera del útero (trompas, ovarios, vejiga), lo cual determina dolores durante las reglas y en el transcurso de las relaciones sexuales.

Las operaciones mediante celiscopia no dejan cicatrices. Tiene la ventaja, además, de requerir solamente tres días de hospitalización.

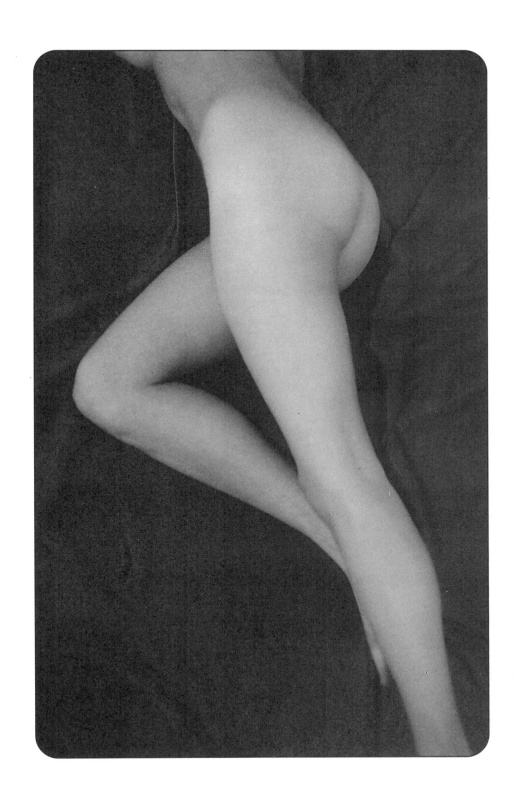

La radiografía del útero

Es la llamada histerografía, examen prescrito por el ginecólogo y que lleva a cabo el radiólogo. Se trata con ella de controlar:

● *el estado del útero* a fin de detectar eventualmente un pólipo, un fibroma, incluso un cáncer;
● *el estado de las trompas*, a fin de buscar las causas de una esterilidad. Se puede descubrir también que las trompas son permeables o que están taponadas, y también se detecta si se han dilatado o espesado por la presencia de una infección o de una endometriosis.

Las hormonas sexuales femeninas

Estas hormonas son secretadas por unas glándulas situadas en el aparato genital interno y externo de la mujer. En los labios mayores y menores, las secreciones de las glándulas de Skène y de Bartholin aseguran la lubrificación de la vagina, necesaria para el buen desarrollo de la relación sexual. Otras glándulas situadas en la vulva le dan a ésta su olor específico, muy excitante para muchos hombres. Son los ovarios, dos glándulas situadas en la pelvis menor, las que producen las dos hormonas esenciales: estrógenos y progesterona. Estas hormonas, elaboradas desde la pubertad, son las responsables de las transformaciones físicas, fisiológicas y psíquicas de la jovencita: desarrollo de los senos, redondeo de las caderas, aparición de la pilosidad púbica, modificación de la vulva, aumento del volumen del útero, toma de conciencia de la femineidad, aumento de las pulsiones sexuales y afectivas. Aparecen las reglas y la joven ya es apta para la procreación. Y, seguidamente, y hasta la menopausia, la mujer vivirá bajo la influencia de esas hormonas.

La sequedad vaginal

La ausencia de lubrificación hace que las relaciones sexuales sean difíciles, provocando ardores, irritaciones o picores que desarrollan en la mujer temor al coito. Su pareja experimenta también efectos nefastos, pues la intromisión del pene se hace a menudo dolorosa.

La lubrificación vaginal la aseguran normalmente las glándulas sebáceas situadas en los labios mayores y menores, las glándulas sudoríparas y las de Skène y de Bartholin. Bajo la acción de la excitación sexual, las paredes de la vagina exudan una sustancia lubrificante. Las infecciones vaginales recidivas, por ejemplo el herpes, son con frecuencia el origen de este problema. Pero puede también venir determinado por la alteración de las paredes vaginales, por la inflamación de las glándulas lubrificadoras, por deficiencia de estrógenos o como consecuencia de una intervención quirúrgica de carácter ginecológico. Los tratamientos médicos dan generalmente buenos resultados.

La ausencia de reglas

Designada por los médicos con el nombre de amenorrea, la ausencia de reglas puede ser primaria o secundaria. Es primaria en el caso de la mujer que nunca ha tenido reglas. La causa puede ser una malformación genital o una ausencia de órgano –del útero, por ejemplo–, o también una insuficiencia de secreciones hipofisiarias. La amenorrea secundaria es la que afecta a las mujeres que previamente ya han tenido reglas. Puede provocarla, por ejemplo, un embarazo o una menopausia precoz. Igualmente, algunos choques psíquicos o afectivos (luto, divorcio), o incluso una gran fatiga, pueden provocar la ausencia de reglas. A veces, también, la amenorrea puede ser consecuencia de enfermedades e infecciones que acarrean una degradación importante del estado general. En todos los casos, el médico, basándose en toda una serie de exámenes, decidirá la terapia apropiada.

Las reglas dolorosas

Tanto entre las jovencitas como entre las mujeres, a veces se dan reglas dolorosas que los ginecólogos designan con el nombre de dismenorrea. Un dolor moderado –pequeños tirones, sensación de pesadez en el bajo vientre– se considera normal. Pero no lo es si el dolor se hace vivo y repetido cada mes. Es necesario en este caso consultar al ginecólogo.

El sufrimiento de la mujer durante cada una de sus reglas desencadena una inquietud y una fatiga que repercuten en el humor y buen entendimiento de la pareja. Todo dolor, pues, debe conducirnos a consultar.

La episiotomía

Puede ocurrir, en el parto, sobre todo cuando la mujer es primípara, que su vulva esté menos distendida que las de las mujeres que ya han tenido uno o varios hijos, lo cual hace que la cabeza del bebé sea demasiado grande para poder pasar por la vulva sin desgarrarla. El desgarramiento «natural» se conforma en «dientes de sierra» y la cicatriz presenta hinchazones antiestéticas. Para evitar este inconveniente, el médico practica sobre varios centímetros de la vulva una incisión en dirección al ano: es la episiotomía. Después de la salida del bebé, esta abertura es cosida con hilo reabsorbible que desaparece al cabo de ocho o diez días.

El fibroma

El fibroma es un tumor benigno que se desarrolla en la pared del útero, órgano compuesto por capas de fibras musculares de aproximadamente un centímetro de espesor. El útero forma una cavidad, la cavidad uterina, en la cual el feto se desarrolla durante el embarazo.

El examen ginecológico permite reconocer la presencia de uno o varios fibromas gracias al tacto vaginal. El tamaño del fibroma puede ser el de una pelota de ping-pong o alcanzar hasta veinticinco centímetros de largo. Los médicos ignoran aún las causas que provocan la formación de fibromas, si bien algunos suponen que corresponden a un desequilibrio hormonal.

El fibroma, que nunca evoluciona hacia un cáncer, adopta las siguientes manifestaciones:

- reglas largas y abundantes;
- pérdidas fuera del período de la regla;
- frecuente necesidad de orinar (cuando el fibroma es grande).

El fibroma puede ser responsable de la esterilidad. Toda pérdida anormal debe conducir sin tardanza a consultar. El examen médico regular –como media dos veces al año– permite al ginecólogo vigilar la evolución del o de los fibromas.

Los quistes de ovario

Son tumores que se desarrollan en los ovarios, dos glándulas situadas en la pelvis menor, a derecha e izquierda del útero, y que producen las hormonas sexuales femeninas –la progesterona y los estrógenos– y también, cada mes, el óvulo fecundable.

Se distingue el quiste orgánico y el quiste funcional. El primero se forma al acumular desechos orgánicos (cabellos, dientes, sangre, etc.) y puede degenerar en cáncer. El quiste funcional crece hasta la aparición de la regla y desaparece con ella o se forma de nuevo y vuelve a desaparecer en la regla siguiente. Puede alcanzar el tamaño de un huevo, incluso el de una naranja gruesa, y sólo contiene líquido. La presencia de un quiste, ya sea orgánico o funcional, se manifiesta a veces por pérdidas de sangre y por dolores antes de las reglas y durante el coito. El tratamiento ginecológico, terapéutico o quirúrgico, generalmente es eficaz.

La endometriosis

El útero es un músculo hueco cuya cavidad está tapizada por un revestimiento mucoso, el endometrio. Esta mucosa, impregnada a todo lo largo del ciclo por los estrógenos, a los cuales se añade a partir del decimocuarto día y hasta la regla la progesterona, constituye el «nido» donde se instala el huevo fecundado. Puede suceder que pequeños fragmentos de endometrio se encuentren fuera de la cavidad uterina, en otros órganos situados en la pelvis menor, en los ovarios, en las trompas, en el propio útero, en el peritoneo, en el intestino: es la endometriosis. Normalmente, en el momento de la regla, la mucosa uterina sangra y esta sangre es evacuada con la sangre menstrual.

En el caso de producirse endometriosis, los fragmentos de endometrio sangran y provocan dolores en los órganos donde se hayan implantado. La endometriosis es también responsable de dolores durante el coito y, en algunos casos, provoca esterilidad.

La osteoporosis

Una mujer menopáusica de cada tres está afectada por esta enfermedad, que, de cinco a diez años después de la desaparición de las reglas, determina una descalcificación de los huesos y las vértebras. La osteoporosis, fuente de dolores de espalda y responsable de una fragilidad ósea que puede acarrear fracturas, en especial la del cuello del fémur, provocadas a consecuencia de una caída o de un golpe mínimo. Aparecen dolores de espalda y lumbares. En algunos casos se produce también el aplastamiento de las vértebras, lo que provoca una disminución de la estatura. El mecanismo de la osteoporosis se dispara de la forma siguiente: en la menopausia, la función ovárica se interrumpe y las hormonas −estrógenos y progesterona− ya no son secretadas por los ovarios; las reglas desaparecen y la fecundación ya no es posible. Los estrógenos, que favorecían la edificación ósea, no representan ya su papel y no se oponen a la acción destructiva de las hormonas de las suprarrenales. Se comprende, pues, el papel primordial que representa aquí el tratamiento hormonal que compensa la carencia de estrógenos. Hay un desequilibrio entre la edificación y la destrucción de la trama ósea que produce una descalcificación, y por lo tanto es menester prevenirlo mediante una alimentación rica en calcio (lácteos y quesos de pasta dura, algunas aguas minerales) o con suplementos de este metal en forma farmacéutica.

La ovariectomía

Es la ablación quirúrgica de uno o de los dos ovarios, operación necesaria en casos tales como un cáncer de ovario, un quiste grueso o la ablación del útero en una mujer menopáusica. Generalmente, si la mujer no ha alcanzado aún la menopausia, el cirujano intenta conservar un fragmento de ovario para evitar así el provocar una menopausia quirúrgica. Son los ovarios los que secretan las hormonas sexuales femeninas, estrógenos y progesterona, responsables de la continuidad del ciclo, del deseo sexual y de las modificaciones fisiológicas que se producen durante la relación sexual. Si el cirujano debe proceder a la ablación total —eventualidad que con el progreso de la medicina se produce cada vez más raramente—, se prescribe un tratamiento hormonal de sustitución durante los primeros días que siguen a la intervención.

La esterilización quirúrgica femenina

Se trata de una operación que hace la fecundación imposible: el cirujano secciona las trompas y las liga, interrumpiendo así el trayecto de los espermatozoides hacia el óvulo. La intervención se practica bajo anestesia general.

Los sellos hormonales

Prescritos por el médico en caso de deficiencia hormonal, estos sellos permiten el paso del medicamento a través de la piel, evitando así la absorción de productos que tengan que transitar por el tubo digestivo. Se les llama también «patches» o TTS (*Transdermal Therapeutic System*). Su indicación principal es el tratamiento de la menopausia, ya sea natural o provocada por la ovariectomía.

LA PAREJA Y LA SALUD SEXUAL

La higiene sexual íntima

La preocupación por la limpieza corporal, que forma parte de la vida cotidiana, debe evidentemente extenderse hasta los órganos sexuales, tanto por respeto hacia sí mismo como por respeto al otro. Pero debemos saber que las frágiles mucosas, que secretan una mucosidad que las defiende contra las agresiones externas, no deben sufrir una higiene demasiado enérgica.

En la mujer: La vulva, es decir, los labios mayores y menores, el meato urinario y el clítoris están formados de piel cubierta por un vello más o menos abundante. Se enjabonará con suavidad, pasando un dedo entre los repliegues. En cuanto a la vagina, no es recomendable el limpiar su interior con agua y jabón, pues las mucosas que la tapizan secretan una «flora» que impide las agresiones de gérmenes venidos del exterior. Así pues, salvo en el caso de infección reconocida y tratada médicamente, no debe efectuarse el aseo interno de este órgano ni tampoco someterlo a inyecciones o duchas vaginales. Después del amor y durante las menstruaciones, deben respetarse las mismas reglas. La sangre no se queda en la vagina, sino que es evacuada por el flujo menstrual y los residuos son absorbidos por la mucosa. En este período, la vagina permanece limpia de forma natural.

En el hombre: El enjabonado cotidiano del pene, de las bolsas y del vello púbico es indispensable. Y los hombres no circuncidados deben descubrirse el glande en el transcurso de esta limpieza para evitar así la formación, en el repliegue del prepucio, de una deposición blancuzca llamada esmegma, la cual desprende un olor desagradable.

Tabaco y sexualidad

Los efectos nefastos del tabaco en el corazón y los vasos sanguíneos han sido probados científicamente y, en el hombre, pueden producir un efecto nocivo en la erección, la cual viene provocada fisiológicamente por el aflujo de sangre en los cuerpos cavernosos y espojoso del pene. Pero, como se sabe, la nicotina contrae los vasos sanguíneos y las arterias que llevan la sangre al pene, lo cual determina que se haga más lenta la irrigación sanguínea. Por otra parte, el tabaquismo afecta igualmente a los centros nerviosos, los cuales, a través de un mecanismo complejo, transmiten la excitación sexual. La erección, pues, no posee en el fumador la misma calidad e incluso a veces puede desaparecer, sobre todo en los grandes fumadores y a partir de la cincuentena.

En la mujer, las consecuencias del tabaquismo sobre la sexualidad son igualmente considerables: el tabaco ataca a una de las dos hormonas sexuales femeninas, los estrógenos, secretados por los ovarios. Asociados a la otra hormona sexual, la progesterona, los estrógenos aseguran no solamente la continuidad del ciclo y el buen desarrollo del embarazo, sino también el impulso del deseo sexual y las modificaciones fisiológicas que permiten el buen desarrollo de la relación amorosa. Se ha constatado además en las grandes fumadoras un debilitamiento de las defensas inmunitarias. La mujer que fuma es también particularmente sensible a las infecciones localizadas que provocan algunas bacterias y parásitos tales como el *chlamydia*, el *trichomonas* y el *candida albicans*. Señalemos finalmente que las fumadoras tienen una menopausia más precoz que las no fumadoras.

Colesterol y salud sexual

El colesterol es una sustancia orgánica que está presente en todas las células del cuerpo humano, en la sangre y en la bilis, líquido amargo secretado por el hígado. El colesterol viene suministrado al organismo por la alimentación. Todos los hombres y todas las mujeres tienen colesterol, cuyo papel principal es la intervención en la fabricación de las hormonas sexuales masculinas y femeninas. La sangre contiene de 1,50 gramos a 2,50 gramos por litro. El exceso se elimina por las heces y por el hígado. El análisis de sangre permite conocer la tasa de colesterol en la sangre, tasa que normalmente debe situarse por debajo de los 2,50 gramos.

La influencia de algunos medicamentos en la sexualidad

Lo mismo en el hombre que en la mujer, puede ocurrir que un tratamiento médico tenga un *efecto negativo* en la sexualidad: disminución de la líbido (el apetito erótico), dificultades de realización. Tal es el caso de los hipertensores, destinados a hacer bajar una tensión demasiado alta: en el hombre la calidad de la erección se ve afectada, y en la mujer los orgasmos se retrasan o incluso se produce una ausencia de goce. Los tranquilizantes, sobre todo los consumidos de forma permanente, tienen los mismos efectos nefastos sobre los dos sexos, al igual que los productos destinados a disminuir el hambre. Los anticolesterol, los diuréticos, los hipnóticos, provocan en el hombre trastornos de erección. Por su parte, los antidepresores tricíclicos prescritos a los ansiosos y a los depresivos, son responsables de eyaculación retardada.

En los pacientes que sufren afecciones de estómago y se cuidan con antiácidos, se constata a menudo una disminución de la erección e incluso la pérdida de posibilidades eréctiles. En algunos individuos, los trastornos aparecen desde el comienzo del tratamiento; en otros, aparecen más tardíamente. En cuanto se manifiesten dificultades sexuales, hay que consultar al médico, ya que los medicamentos implicados pertenecen a «familias» en las cuales el doctor podrá escoger otro producto que no desarrolle los mismos efectos secundarios. En ningún caso debe interrumpirse el tratamiento sino solicitar la prescripción de otro.

Exceso de alcohol y sexualidad

Si bien la toma ocasional de bebidas alcohólicas libera de inhibiciones, provoca excitación y desata la sensualidad, el consumo habitual de cantidades excesivas de alcohol es la causa de problemas sexuales. En el hombre intoxicado por el alcohol, se constata una disminución del apetito erótico, de la erección y de la eyaculación. Todos conocemos el comportamiento agresivo, a veces incluso violento, del alcohólico: se comprende pues el efecto nefasto del alcoholismo en la relación conyugal. No solamente la vida sexual se ve perturbada, sino que la comunicación se hace imposible. El alcohólico, además, desarrolla a menudo unos celos irracionales. Por su parte, la mujer que cae en el alcoholismo ve igualmente disminuir su líbido y conoce períodos alternados de depresión y agresividad. Se siente desvalorizada por el sentimiento de rechazo que puede manifestar su pareja.

Las infecciones de los órganos genitales

Bacterias y parásitos pueden desarrollarse en los órganos genitales, provocando irritaciones desagradables o dolorosas, y transmitirse de uno a otro miembro de la pareja. Por ejemplo, cuando el *candida albicans*, un hongo microscópico que habita normalmente en el intestino, migra a la vagina, la mujer tiene pérdidas blancas anormales, sensación intensa de quemazón en la vulva y en la vagina, y a veces incluso entre los muslos y las nalgas. Otra bacteria, la *chlamydia*, puede provocar infecciones tanto en el hombre como en la mujer. Otras más, el *trichomonas* y los *condylomas*, afectan tanto al hombre como a la mujer. Todas estas infecciones son sexualmente transmitibles, por lo cual los dos miembros de la pareja deben ser tratados simultáneamente.

La blenorragia

Llamada popularmente «purgaciones», esta enfermedad venérea transmisible se debe a una bacteria, el gonococo. Los primeros síntomas, en el hombre, son la sensación viva de quemazón al orinar. Estos dolores vienen determinados por una irritación del canal uretral, que atraviesa la próstata y el pene en toda su longitud. Muy rápidamente, se produce en el extremo del pene un goteo que se hace pronto amarillento y purulento. Es necesario consultar al médico en cuanto aparezcan los primeros síntomas. Se prescribirá un tratamiento por antibióticos, determinando mediante pruebas de laboratorio cuál de ellos será el más eficaz, normalmente la penicilina. Puesto que la blenorragia se transmite sexualmente, es imprescindible la imposición de abstenerse de toda relación durante el tratamiento y hasta que los análisis confirmen la curación. La pareja debe ser prevenida y se someterá a un examen que permita verificar si ha sido contaminada. En la mujer, las señales de la infección por gonococos son una inflamación de la vulva y de la vagina, pérdidas amarillas más o menos abundantes. Estos síntomas, que se manifiestan entre los dos y los diez días que siguen a la relación sexual, pueden hacer que la mujer experimente también molestias al orinar. A veces los síntomas son tan discretos que la mujer no experimenta ninguna inquietud. Pese a esto, debe imperativamente consultar al médico para ser tratada a fin de evitar toda complicación futura, pues, por ejemplo, la infección del cuello del útero y de las trompas de Falopio podría implicar el riesgo de producir una esterilidad.

El herpes genital

Extremadamente contagiosa, esta enfermedad sexual transmisible se manifiesta por pequeñas erosiones en las partes genitales masculinas (región del ano, glande, prepucio, manto del pene, surco balanoprepucial) o femeninas (labios menores, entrada de la vagina, región anal, cuello del útero). El responsable de la misma es un virus que puede «dormitar» durante mucho tiempo en los ganglios nerviosos situados a uno y otro lado de la parte baja de la columna vertebral, y que «despierta» a consecuencia de una fatiga extrema, de un estrés psicológico o de una infección. El sujeto experimenta entonces picores, ardores locales. Unas horas más tarde aparece una placa roja que se recubre de minúsculas vesículas que se abren para rezumar un líquido de color claro. Estas erupciones son muy dolorosas. A continuación, se recubren de una costra que termina por desprenderse y no deja cicatriz. La crisis, que dura entre cinco y diez días, se acompaña de una fatiga intensa y a veces de fiebre. Es imperativo, en razón del ineludible contagio del herpes genital, abstenerse de toda relación sexual, prevenir al otro miembro de la pareja y visitar inmediatamente al médico.

El sida

Ésta es la más temible de las enfermedades sexualmente transmisibles puesto que todavía no se sabe cómo curarla. Las cuatro letras que forman la palabra sida son las iniciales de síndrome de inmuno-deficiencia adquirida. Nuestro organismo fabrica anticuerpos que aseguran su protección contra los microbios y los virus. Pero este sistema de protección no funciona en el caso del VIH (virus de inmunodeficiencia humana), responsable del sida. Este virus puede ser transmitido por el esperma, por las secreciones vaginales, por transfusiones de sangre contaminada o por el uso de una jeringa contaminada. El VIH puede igualmente presentarse en la saliva, en las lágrimas, en la orina o en las heces, pero su concentración es demasiado débil para ser peligrosa. La enfermedad puede afectar tanto a los heterosexuales como a los homosexuales. Grupos de riesgo definido lo forman los toxicómanos, los bisexuales, los hemofílicos sometidos a transfusión y los homosexuales. Mediante un análisis de sangre puede detectarse la enfermedad. La presencia de anticuerpos anti-VIH revela la seropositividad, mientras que su ausencia señala la seronegatividad. Ser seropositivo significa que el sujeto se ha hallado en contacto con el virus. Debe en este caso, para no transmitir el virus, advertir a su pareja, utilizar preservativos para sus relaciones sexuales y renunciar absolutamente a prácticas bucogenitales. Si se trata de mujeres, recurrir a métodos anticonceptivos eficaces, ya que el virus puede transmitirse al feto. Las madres en período de lactancia dejarán de dar el pecho, ya que la leche materna también puede transmitir el virus. En el primer estadio de la seropositividad, no aparece ningún síntoma. En el segundo estadio, la defensa inmunitaria disminuye.

Es en el tercer estadio cuando se desarrolla la enfermedad del sida, es decir, cuando se produce una quiebra total del sistema inmunitario. En esta fase sobrevienen infecciones que, sin gravedad para el individuo sano, pueden ser mortales en el enfermo de sida.

Índice

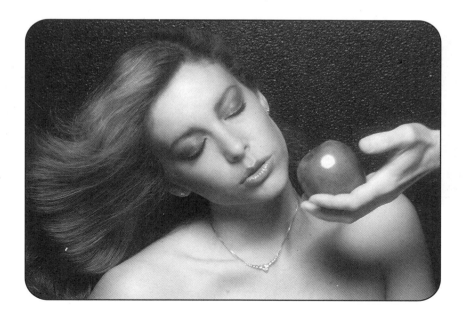

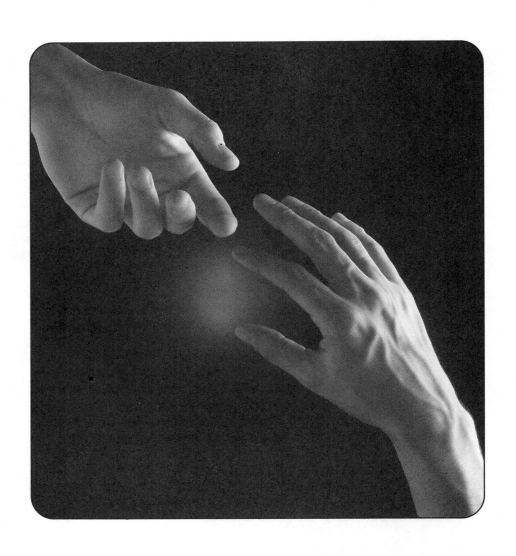

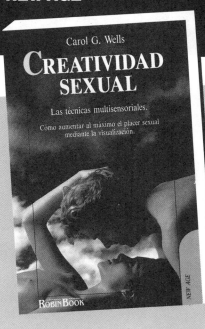
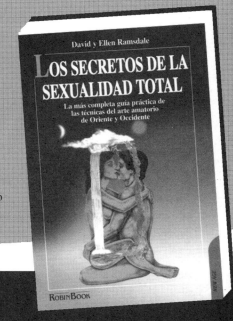

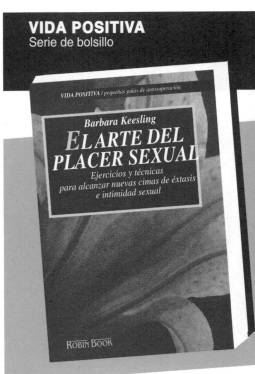
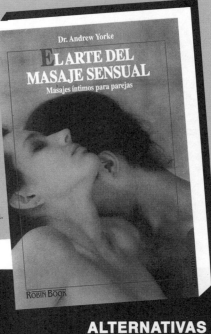

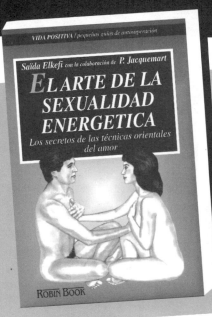
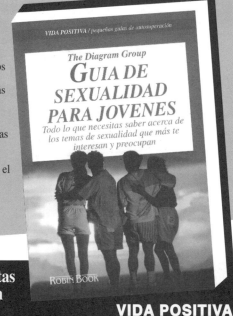

NEW AGE

Cómo despertar y desarrollar su energía vital para vivir libre y feliz.

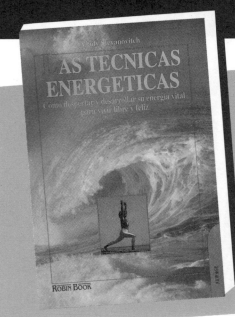

El chi, la energía vital, debe poder circular libremente por nuestro cuerpo para dinamizar nuestros potenciales, físicos y mentales. Aprenda a utilizar correctamente , mediante la práctica de las 86 técnicas contenidas en este libro, esa facultad característica de los seres vivos que es la manipulación de la energía encauzándola al logro del bienestar físico y el equilibrio mental.

- Libere su cuerpo de todas las tensiones y de todos los obstáculos.
- Aprenda los fundamentos del chi: la relajación, la respiración...
- Sepa como formar parte integrante de su cuerpo y confíe en él.
- Elimine las tensiones.
- Incremente su capacidad vital.

Ilustrado

ISBN: 84-7927-076-4

Este libro nos introduce en el mágico mundo del Tantra, la sexualidad sagrada que busca la experiencia de la unión con el todo a través del placer corporal. El autor nos explica de forma muy clara y sumamente práctica los principios básicos del Tantra y nos enseña, a través de más de cien fotografías a todo color, realizadas con su propia pareja, cómo podemos practicar las diferentes posturas y meditaciones tántricas y convertir nuestras relaciones sexuales en experiencias de éxtasis físico y espiritual.

- El masaje de pareja para conocer el cuerpo del otro al máximo.
- Asanas básicas para desarrollar sofisticadas posturas para hacer el amor.
- Ejercicios y meditaciones de sensibilización.

Ilustrado a todo color

ISBN: 84-7927-092-6

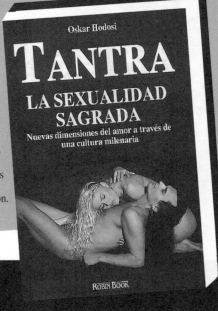

Tantra: la alquimia sexual. Los caminos hacia el éxtasis absoluto.

NEW AGE